BEI GRIN MACHT SICH IHR WISSEN BEZAHLT

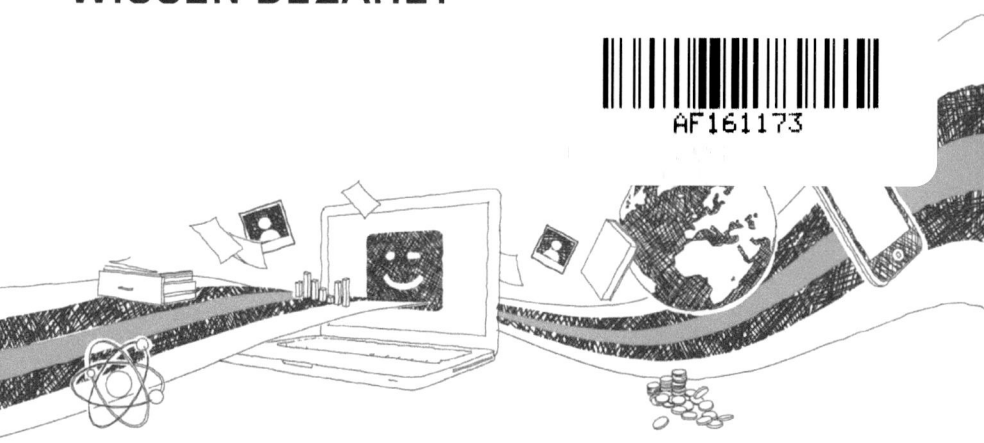

- Wir veröffentlichen Ihre Hausarbeit, Bachelor- und Masterarbeit

- Ihr eigenes eBook und Buch - weltweit in allen wichtigen Shops

- Verdienen Sie an jedem Verkauf

Jetzt bei www.GRIN.com hochladen und kostenlos publizieren

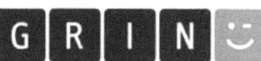

Matthias Bastigkeit

Arzneimittelbeauftragter im Rettungsdienst

2. Auflage 2011

GRIN Verlag

Bibliografische Information der Deutschen Nationalbibliothek:

Die Deutsche Bibliothek verzeichnet diese Publikation in der Deutschen Nationalbibliografie; detaillierte bibliografische Daten sind im Internet über http://dnb.d-nb.de/ abrufbar.

Dieses Werk sowie alle darin enthaltenen einzelnen Beiträge und Abbildungen sind urheberrechtlich geschützt. Jede Verwertung, die nicht ausdrücklich vom Urheberrechtsschutz zugelassen ist, bedarf der vorherigen Zustimmung des Verlages. Das gilt insbesondere für Vervielfältigungen, Bearbeitungen, Übersetzungen, Mikroverfilmungen, Auswertungen durch Datenbanken und für die Einspeicherung und Verarbeitung in elektronische Systeme. Alle Rechte, auch die des auszugsweisen Nachdrucks, der fotomechanischen Wiedergabe (einschließlich Mikrokopie) sowie der Auswertung durch Datenbanken oder ähnliche Einrichtungen, vorbehalten.

Impressum:

Copyright © 2011 GRIN Verlag, Open Publishing GmbH
Druck und Bindung: Books on Demand GmbH, Norderstedt Germany
ISBN: 978-3-640-96007-1

Dieses Buch bei GRIN:

http://www.grin.com/de/e-book/175112/arzneimittelbeauftragter-im-rettungsdienst

GRIN - Your knowledge has value

Der GRIN Verlag publiziert seit 1998 wissenschaftliche Arbeiten von Studenten, Hochschullehrern und anderen Akademikern als eBook und gedrucktes Buch. Die Verlagswebsite www.grin.com ist die ideale Plattform zur Veröffentlichung von Hausarbeiten, Abschlussarbeiten, wissenschaftlichen Aufsätzen, Dissertationen und Fachbüchern.

Besuchen Sie uns im Internet:

http://www.grin.com/

http://www.facebook.com/grincom

http://www.twitter.com/grin_com

Arzneimittelbeauftragter Im Rettungsdienst ®

Rechtliche Grundlagen
Arzneimittellogistik
Arzneiformen
Pharmakologische Grundlagen
Medikamente der Notkompetenz

Seminarbegleitmaterial zur Weiterbildung
Titel und Seminarkonzept sind durch M. Bastigkeit eingetragene Warenzeichen

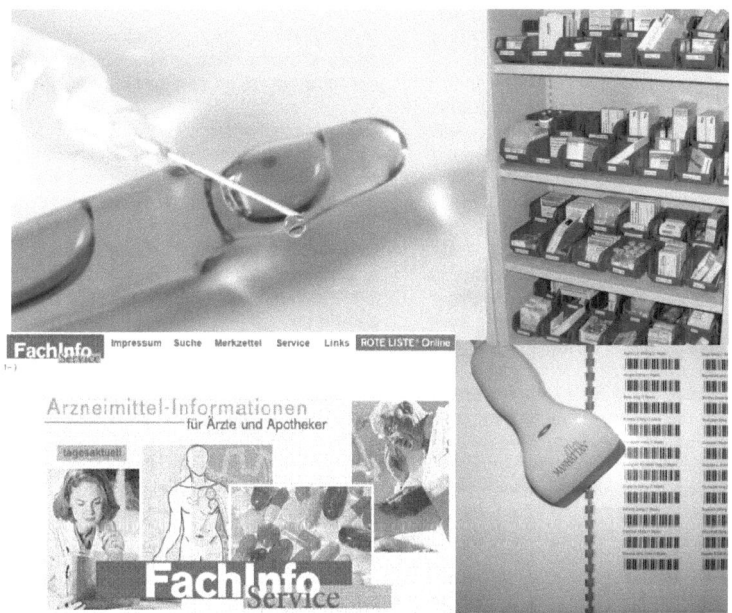

Matthias Bastigkeit
Fachdozent für Pharmakologie
Medizinjournalist (DJV)

Galenik – die Kunst der Verpackung

Galenos, der griechische Arzt, hätte es sich vor nahezu 2000 Jahren bestimmt nicht träumen lassen, was aus seiner nach ihm benannten „formgebenden" Lehre geworden ist. Obwohl Begriffe wie Freisetzungskinetik, osmotische Systeme und Liposome zu dieser Zeit nicht existierten, war man immer schon erfinderisch, wenn es darum ging, Arzneimittel in den Körper zu schleusen. Die Hexensalben von Einst sind, elegant verändert, unsere heutigen Transdermalen-Therapeutischen-Systeme (TTS) und gepreßte Tonerde sind die Vorgänger der Tablette. Aus der Zeit, in der die Apotheke noch deutlich mehr mit der Eigenherstellung von Arzneimitteln beschäftigt war, stammt auch die umgangsprachliche Berufsbezeichnung „Pillendreher".

Doch jeder Fortschritt kann auch nachteilig sein. Wie man ein Dragee benutzt, weiß jeder. Was nützt jedoch das innovative Dosieraerosol, wenn der Patient es falsch anwendet?
Mit zunehmenden galenischen Fortschritt ist deshalb gerade die Beratungskompetenz der Apotheke gefragt, damit der Kunde sein Arzneimittel richtig und somit effizient handhabt. Man sollte dabei von einem geringen Grundwissen des Anwenders ausgehen. Dies gilt insbesondere für ältere Patienten und solche, die Schwierigkeiten mit der deutschen Sprache haben. Nichts ist unmöglich! Die Anwenderin, die ein orales Kontrazeptivum einführt oder der Anwender, der ein Suppositorium schluckt ist nicht Witz, sondern (seltene) Realität.

Freisetzungskinetik unterschiedlicher Arzneiformen

„Dreimal täglich nach dem Essen" – diese Dosierungsanweisung ist als nahezu klassisch zu bezeichnen. Mit der stetig zunehmenden Zahl von Arzneistoffen und –formen steht ist jedoch ein differenziertes und individuelles Dosierungsschema Zielsetzung, daß zudem die Compliance fördert. Die Darreichungsform hat großen Einfluß auf die Pharmakokinetik des Arzneimittels. An die Galenik werden dabei Fragen gestellt, die sie so elegant wie möglich beantworten muß. Um die Wirkdauer eines Pharmakons zu verlängern könnte man den Arzneistoff mehrmals geben, was jedoch zu einer Kumulation führen kann. Auch eine Erhöhung der Dosis wäre nicht erfolgreich, da hiermit die Wirkdauer nur verhältnismäßig gering aber die Nebenwirkungen stärker ansteigen.
Gefragt sind deshalb „intelligente" Arzneiformen, die für den Patienten dennoch einfach und sicher einzunehmen sind. Durch „galenisch Tricks" läßt sich der Zeitplan des Arzneistoffes bei der Invasion, Verteilung und Ausscheidung für die erwünschte Wirkung optimieren und die Bioverfügbarkeit steigern.

(Applikation und Zeitverlauf der Wirkstoffkonzentration aus Taschenatlas der Pharmakologie einfügen)

Orale Arzneiformen

Einfache Applikation, exakte Dosierbarkeit, problemlose Lagerung – diese und weitere Gründe haben perorale Arzneiformen zu den am häufigsten eingesetzten Medikamenten gemacht. Trotz der simplen Anwendung kann der Anwender Fehler machen, die den Erfolg der Medikation gefährden.

Tabletten

Preßt man gepulverte, feinkristalline oder granulierte Arzneistoffe mit Hilfsstoffen, erhält man Tabletten. Hinsichtlich ihres Verwendungszweckes stehen folgende „Compressi" zur Verfügung: Nichtüberzogene, überzogene, magensaftresistente Tabletten sowie Brause- und Lutschtabletten und solche mit modifizierter Wirkstofffreisetzung und zum Kauen.
Die Anwendung ist einfach, die Haltbarkeit gut, die Dosierung genau und die Herstellung preiswert. Doch ob die complinacefördernden (?) Werbeaussagen einiger Hersteller hinsichtlich zu kauender Acetylsalicylsäurezubereitungen pharmakologisch sinnvoll ist, erscheint zumindest diskussionswürdig. Der sinnvolle Hinweis, dieses Analgetikum mit einer ausreichenden Menge Flüssigkeit

einzunehmen, wird hier ad absurdum geführt.

Dragees
Wird eine Tablette mit einem Überzug versehen, erhält man Dragees. Der Überzug besteht meist aus Zucker, der zur besseren Unterscheidung und aus psychologischen Gesichtspunkten gefärbt ist. Der Wirkstoff befindet sich im Drageekern, die Hülle ist meist indifferent und dient dem Geschmacksschutz und der Wirkstoffstabilisierung.

Filmtabletten haben die gleichen Eigenschaften hinsichtlich Form und Schutzfunktion, bieten jedoch einige Vorteile gegenüber den klassischen Dragees. Statt des Zuckerüberzuges besteht die Hülle aus magensaftlöslichen Polymerfilmen, die die Resorptionsgeschwindigkeit erhöhen und die Bioverfügbarkeit damit verbessern.

Kapseln
Am gebräuchlichsten sind Hart- und Weichgelatinekapseln. Die Hülle besteht aus verdaulicher und physiologische indifferenter Gelatine, die den Arzneistoff mechanisch stabilisiert und vor Feuchtigkeit und Sauerstoff schützt. Die Arzneimittelsicherheit und die Compliance werden durch unterschiedliche Färbungen der Kapselhälften erhöht. Dieser Aspekt kann aber auch zu Verunsicherung führen, wenn die Kapsel des Patienten eine andere Farbe aufweist. Bei der Abgabe von Generika im Rahmen von „aut simile" oder Produktumstellungen sollte der (Dauer)Anwender darauf hingewiesen werden.

Das Protein Gelatine wird durch partielle Hydrolyse des in Knochen, Haut, Knorpeln und anderen Bestandteilen enthaltenen Kollagens gewonnen. Da meist Rinderknochen verwendet werden, stellt sich die Frage, ob die Rinderseuche BSE durch die Einnahme dieser Arzneiform übertragen werden kann. Die Rohstoffhersteller geben jedoch Entwarnung. Das alkalische Aufschlußverfahren, die hohen Temperaturen und die anschließende Neutralisation überlebt kein BSE-Erreger.

Ist der Wirkstoff magensaftempfindlich oder kann die Magenschleimhaut angreifen, kann die Gelatinehülle mit einem magensaftresistenten Überzug versehen werden. Eine andere Möglichkeit ist die Modifizierung des Kapselinhaltes. Der Wirkstoff wird beispielsweise erst im neutralen bis schwach alkalischen Milieu des Dünndarms freigesetzt.

Sublinguale und buccale Formen
Die geringe Dicke der Mundschleimhaut und die ausgeprägte Durchblutung bewirken eine rasche Resorption.
Arzneistoffe mit hohem First-pass-Effekt werden, soweit möglich, sublingual verabreicht, um die Bioverfügbarkeit zu erhöhen. Weiterhin wird die Metabolisierung im Magen-Darm-Trakt umgangen. Ein Beispiel hierfür ist Nitroglycerin, das als Spray oder Zerbeißkapsel zur Verfügung steht. Der in einigen Sprayzubereitungen enthaltene Ethanol erhöht die Bioverfügbarkeit.
Auch einige Calciumantagonisten (Nifedipin, Nitrendipin) werden beim Angina pectoris Anfall oder der hypertensiven Krise fälschlicherweise sublingual verabreicht. Entweder wird die Kapselhülle zerbissen (Adalat) oder die Arzneistofflösung aus einer Amphiole verabreicht (Bayotensin akut).
Der flüssige Inhalt sollte jedoch (mit Kapselhülle) mit etwas Flüssigkeit geschluckt werden. Die Resorptionsgeschwindigkeit und das Ausmaß verläuft im Magen schneller und vollständiger, als aus der Mundschleimhaut.
Bei lokalen Infektionen mit Pilzen oder Bakterien haben sich buccale (Lutsch-)Tabletten bewährt. Das Antidiarrholkum Loperamid und einige Analgetika (Acetylsalicylsäure, Ibuprofen, Buprenorphin) stehen ebenfalls als Buccaltabletten zur Verfügung.
Sofortliche Plättchen werden sowohl buccal als auch sublingual resorbiert. Bei diesen wird die Arzneistofflösung mit Hilfe einer Dosierpumpe direkt in das Blisternäpfchen gebracht und anschließend gefriergetrocknet. Diese Formulierung ist leicht zerbrechlich und von lockerer Struktur. Anstellt einer Durchdrückfolie werden die Blister mit einer Abziehfolie

versiegelt. Die Plättchen lösen sich rasch in der Mundhöhle auf und eignen sich besonders für Patienten mit Schluckstörungen. Die Wirkstoffe Loperamid, Lorazepam, Famotidin und Co-dergocrinmesilat stehen in der compliancefreundlichen Form zur Verfügung.
Um eine längere Kontaktzeit auf der Innenseite der Wangenschleimhaut zu ermöglichen, werden bucco-adhäsive Modifikationen getestet. Der Wirkstoff ist in eine Polymermatrix eingebettet und wird kontrolliert abgegeben.

Modifizierung der Arzneistofffreisetzung
Durch Modifizierung der galenischen Zubereitung oder Änderung der Molekülstruktur läßt sich die Freisetzung eines Arzneistoffes verzögern und somit die Wirkung verlängern. Durch chemische Abwandlung gelingt es, die Resorption zu hemmen, die Metabolisierung zu verändern oder die Ausscheidung zu verlangsamen. Das Ziel ist immer das gleiche: Durch eine vergleichsweise seltene Einnahme soll das Arzneimittel patientenfreundlich werden und die Compliance gefördert werden.

Man unterscheidet folgende Retardformen
Single-units: Orale Einzelarzneiformen, die den Magen-Darm-Trakt in unzerfallener Form passieren. Hierzu zählen:
- Gerüsttabletten
- Erosionstabletten
- Magensaftresistente Zubereitungen
- Lipohiles/hydrophiles-Retardprinzip

Bei den Gerüsttabletten wird der Arzneistoff mit hochmolekularen, schlecht löslichen Hilfsstoffen wie beispielsweise Acrylharzlacken gepreßt. Sie stellen eine Art Kunststoffgerüst dar.
Die Erosionstabletten verlieren mit der Verweildauer zunehmend an Größe.
Die Verweildauer ist abhängig von der Magenfüllung (Art und Menge) sowie von der Masse und der Größe der Untereinheiten.

Multiple-units: Zubereitungen, die bereits im Magen in Mikrokapseln zerfallen und sich dort gleichmäßig verteilen.
Die Bildung einer schwer löslichen Form verlangsamt die Aufnahme, eine protahierte Wirkung ist die Folge. Auch Prodrugs als inaktive Ester, Amide und Ether müssen vor der Wirkung erst enzymatisch hydrolisiert werden, was zu einer Wirkverlängerung führt.
Um die Verträglichkeit zu verbessern und die Freisetzung zu verzögern, spielen neuerdings auch Makrokristalle eine Rolle. Nifedipin und Nitrofurantoin stehen in dieser Formulierung zur Verfügung.

Die **Gelmatrixkapsel** stellt ebenfalls eine galenische Innovation dar. Aus dem Wirkstoffgranulat bildet sich nach dem Zerfall der Kapselhülle im Magensaft ein lipophiles Gel aus. Die Gelmatrix erodiert teilweise in kleinere Tropfen, der Wirkstoff wird kontinuierlich durch Diffusion über 24 Stunden freigesetzt. Der Calciumantagonist Isradipin steht in dieser Formulierung zur Verfügung.

Bei Patienten mit Schluckstörungen oder solchen, die ihre Arzneimittel über eine Sonde erhalten, werden die Medikamente vielfach im Mörser zerkleinert.
Cave: Bei Retardzubereitungen ist dies nicht unproblematisch. Bei stark wirksamen Pharmaka, wie retardierten Morphinzubereitungen als Granulat oder Kapsel, können so unerwünschte Wirkstoffspitzen bis zur Überdosierung auftreten.

Arzneiformen zur pulmonalen Anwendung
Eine effiziente Wirkung von pulmonal applizierten Wirkstoffen ist nur dann ausreichend gewährleistet, wenn der Patient das Inhalationssystem hinreichend beherrscht. Der Erklärungsbedarf und die Anforderung an das Apothekenpersonal sind hoch. Ständig kommen neu Fabrikate auf den Markt, mit denen sich Patient und Apotheke gleichermaßen auseinandersetzen müssen. Mit dem improvisierten Informationsversuch: „Jetzt lesen wir gemeinsam erstmal den Beipackzettel" wird man bei einigen Systemen sich und den Kunden frustrieren.

Neben der technischen Anwendung der Geräte spielt die richtige Inhalationstechnik eine entscheidende Rolle, damit der Wirkstoff dort ankommt, wo er soll.

Bei kortikoidhaltigen Aerosolen zur Asthmatherapie sollte man den Patienten darauf hinweisen, die Mundhöhle nach jeder Anwendung auszuspülen, um systemische Wirkungen und lokale Mykosen zu verhindern.
Werden Bronchospasmolytika und Kortikoide gemeinsam als Spray verordnet, muß der Patient zuerst das bronchialerweiternde Aerosol und danach das Kortisonpräparat anwenden. Hierdurch wird eine ausreichende pulmonale Deponierung gewährleistet.

Atemtechnik
- ✓ Dosieraerosol vor der Anwendung schütteln
- ✓ Vor der Anwendung ausatmen
- ✓ Langsam, gleichmäßig und tief, nicht hastig, Einatmen und synchron Spraygabe auslösen
- ✓ Atempause zwischen 5 und 10 Sekunden, damit der Arzneistoff sedimentieren und diffundieren kann
- ✓ Ausatmen. Ein rasches Ausatmen begünstigt die verstärkte Abscheidung und Verwirbelung nicht schwebender Aerosolpartikel

Gerätetypen

Man unterscheidet elektrische Geräte, Pulverinhalatoren, treibgasbetriebene Aerosole und Applikationshilfen.
(Systematik Inhalatoren einfügen)

Elektrische Vernebler erzeugen aus wäßrigen Lösungen Nebelaerosole, die, bedingt durch ihre Teilchengröße, bis in die Lungenkompartimente gelangen können. Als Antriebsquelle dient entweder ein Kompressor oder ein Piezokristall, der durch hochfrequte Eigenschwingunen Ultraschallwellen erzeugt. Mit diesem Verfahren lassen sich, abhängig von der Frequenz, sehr kleine Aerosolteilchen erzeugen. Individuelle Dosierbarkeit, Eignung für Säuglinge und Kleinkinder und die Verbesserung der Arzneistoffdiffusion sprechen für die Anwendung elektrischer Vernebler. Nachteilig hingegen sind die hohen Anschaffungs- und Wartungskosten, die konsequente Anforderung an den Arzneistoff nach Wasserlöslichkeit und der überwiegend stationäre Einsatz.

Der Anwender muß die Hygiene- und Sicherheitsvorschriften peinlich genau einhalten, um einen Therapieerfolg sicherzustellen und mögliche Nebenwirkungen (Infektion mit Pilzen und Bakterien) zu vermeiden.

Pulverinhalatoren erzeugen atemzuggesteuert ein Staubaerosol. Der meist mikronisierte Wirkstoff befindet sich in einem Vorratsbehälter, in Aluminiumdoppelscheiben oder Kapseln. Da das Aerosol nur durch den beim Einatmen entstehenden Atemsog erzeugt wird, kommen die Geräte ohne Treibgas auf. Neben dem Umweltaspekt hat dies zudem den Vorteil, daß der durch das Treibgas auftretende Kältereiz, der eine Bronchokonstriktion induzieren kann, entfällt.
Es gibt wiederauffüllbare Gerätetypen und solche, die nach dem Aufbrauchen des Wirkstoffes entsorgt werden.
Ein großer Vorteil bei der Anwendung, gerade im Akutfall, ist, daß die Einatemphase und das Auslösen des Aerosolstoßes nicht manuell synchronisiert werden müssen. Der Wirkstoff wird durch das Saugen am Mundstück währen der Inspiration ausgelöst.
Nachteilig ist, das sich bei Säuglinge und ältere Patienten mit ausgeprägter Einschränkung der Lungenfunktion durch zu geringe Atemstromstärken die Aerosolqualität leidet.

Treibgasbetriebene Dosieraerosole beinhalten den mirkonisierten Wirkstoff suspendiert in einen Treibgas (vollhalogenierte Fluorchlorkohlenwasserstoffe). Vor der Anwendung muß das Gerät unbedingt geschüttelt werden, um eine gleichmäßige Wirkstoffverteilung zu gewährleisten. Der Sprühkopf muß bei der Anwendung nach unten zeigen. Der Therapieerfolg wird nicht selten durch Koordinationsprobleme (Einatmen **und** Sprühen) gefährdet.
Einen wesentlichen Vorteil haben hier ateminduzierte Dosieraerosole, bei denen der Sprühstoß durch den bei der Einatmung entstehenden Unterdruck ausgelöst wird.

Offene und geschlossene Applikationshilfen wie Expander,

Syncroner, oder Spacer erleichtern die Anwendung erheblich, steigern die Wirksamkeit und reduzieren die unerwünschten Wirkungen. Von Nachteil ist die bauartbedingte gewisse Größe der Geräte.

Es stehen placebohaltige Aerosole zur Verfügung, mit denen der Patient die Anwendung üben kann.

Nasale Arzneiformen
Nasentropfen, -sprays und –aerosole werden als Lösung oder Aerosol In die Nasenhöhle eingesprüht.
Die Dosierungsgenauigkeit wird bei Tropfen durch deren Größe und bei Sprays durch die Dauer des Sprühstoßes beeinflußt. Die größte Genauigkeit bieten Dosieraerosole. Eine optimale Wirksamkeit bieten Teilchengrößen von 5 bis 15 µm. Sind die Teilchen kleiner als 2 µm, können sie in die Lungen gelangen und, unerwünschter Weise, dort resorbiert werden.
Vasokonstriktoren, Antiallergika und Glukokortikoide werden nasal appliziert und wirken topisch an der Nasenschleimhaut.
Nasale Arzneiformen können auch zur systemischen Medikamentengabe eingesetzt werden. Geeignete Arzneistoffe müssen eine hohe Wirkpotenz aufweisen. Besonders Peptide mit einer verhältnismäßigen geringen Anzahl von Aminosäuren lassen sich, beispielsweise im Rahmen einer Substitutionstherapie, nasal verabreichen.

Die Hoffnungen, die man in die Studien über die nasale Insulinapplikation gesetzt hat, haben sich leider nicht erfüllt. Zu gering ist die Bioverfügbarkeit und zu groß die Schwankungen der Plasmaspiegel.

Ophtalmica
Das Auge gilt als das empfindlichste Sinnesorgan. An die Arzneiformen, die an der Bindehaut, der Hornhaut oder am Lidrand angewendet werden, stellt das Arzneibuch besonders hohe Anforderungen.

Die Tränenflüssigkeit verfügt über ein physiologisches Puffersystem vom pH-Wert 7,4. Haben Augentropfen einen pH-Wert zwischen 4,5 bis 10,5 korrigiert das körpereigene System. Werte zwischen pH 7 bis 9 werden vom Auge schmerzfrei toleriert. Weiterhin verfügt die Tränenflüssigkeit über antibakterielle Eigenschaften. Lysozyme, IgA und Ferrine wirken bakterizid und wehren so geringe Mengen von Keimen ab. Trotzdem muß eine zusätzliche Belastung durch arzneiformbedingte Keime ausgeschlossen werden. Von Tage der ersten Öffnung des Verschlusses legt das DAB 10 eine Haltbarkeit von 4 Wochen fest.

Eine strenge Nutzen-Risiko-Abschätzung sollte bei der Daueranwendung von mit Quecksilber- oder Silbersalzen konservierten Augentropfen vorgenommen werden. Diese können sich u. U. in der Hornhaut anreichern.

Folgende Arzneiformen werden am Auge angewendet:

- Augeninserte
- Augensalben
- Augensprays
- Augentropfen
- Augenwässer
- Intraoculare Injektionslösungen
- Kontaktlinsenflüssigkeiten
- Lamellen
- Langsam freisetzende Membranen
- Papierstreifen mit Diagnostika

Bei einigen Augentropfen erfolgt die Zubereitung der gebrauchsfertigen Lösung vor der Anwendung. Die Apotheke sollte den nicht selten sehschwachen Patienten in diesen Fällen anbieten, die Lösung zuzubereiten. Das Zubereitungsdatum muß auf der Augentropfflasche vermerkt werden.
Eine Sonderstellung nimmt ein 2-Kammersystem mit den Wirkstoffen Timolol und Pilocarpin Timpilo®, Timpilo ® forte) ein.
Dieses darf nur in der Apotheke oder der Arztpraxis, **nicht** vom Patienten selbst (!) zubereitet werden. Bei falscher Handhabung besteht die Möglichkeit, daß

ausschließlich das Verdünnungsmittel aus der Flasche herausgedrückt wird.

Bei der Abgabe von Augentropfen sollte dem Patienten die richtige Anwendung erläutert werden:

- Vor der Anwendung Hände waschen.
- Unterlid unterhalb der Wimpern nach vorn zu einem kleinen Sack ziehen.
- Ein Tropfen in diesen Sack tropfen, diesen einige Sekunden nach vorn halten.
- Dabei darf die Tropföffnung der Flasche das Auge nicht berühren.
- Unterlid nach oben ziehen, während der Anwender nach oben sieht.
- Augen für zwei Minuten schließen und die Augäpfel kreisförmig bewegen.
- Damit die Arzneistofflösung nicht über den Tränenkanal abfließen kann, wird mit dem Zeigefinger ein leichter Druck auf den inneren Augenwinkel ausgeübt.

Durch diese Handhabung erzielt man eine kontaminationsarme Anwendung und eine längere Kontaktzeit des Arzneistoffes.

Mydriatika führen durch ihre pupillenerweiternde Wirkung und Augensalben sowie ölige Augentropfen durch ihre viskose Konsistenz zu Sehbehinderungen. Bei der Abgabe ist es sinnvoll, den Patienten darauf hinzuweisen (cave: Autofahrer).

Augenspülungen aus Drogenzubereitungen (Kamille, Augentrost u.a.) sind obsolet. Der unsterile Aufguß enthält einen hohen Anteil an Schwebstoffen, der im Augen zu Reizungen führen kann.

Injektionen/Infusionen

Alle parenteral zu applizierende Injektionen und Infusionen müssen steril, pyrogen- und schwebstofffrei, isotonisch sowie isohydrisch sein.

Da die pharmakokinetische Phase der Resorption entfällt, tritt die Wirkung fast unmittelbar nach Applikation ein, die Bioverfügbarkeit beträgt bei der intravenösen Gabe 100%.

Neu bei den parenteralen Arzneiformen sind biodegradierbare Polymerverbindungen. Diese gewebeverträglichen Polymere stellen Depotimplantate oder Mikropartikelsuspensionen dar, bei denen der Arzneistoff in eine poröse Kunststoffmatrix eingebettet ist. Er wird durch Diffusion oder hydrolytischen Abbau langsam freigesetzt. Antibiotika oder Zytostatika können auf diesem Wege in die Muskulatur injiziert werden, die als Speicher den Arzneistoff über eine längere Zeit an den Organismus abgibt.

Transdermale Therapeutische Systeme (TTS)

Die Euphorie, die diese Arzneiform noch vor gar nicht langer Zeit ausgelöst hat, ist durch ernüchternde Realität abgelöst worden. So anwenderfreundlich „nicht 3 x täglich schlucken, sondern 1 x täglich kleben" auch klingt, sind nur wenige Arzneistoffe als TTS verfügbar. Nur wenige Stoffe erfüllen die Anforderungen, um überhaupt die Haut penetrieren zu können:

- Molekulargewicht < 500
- Schmelzpunkt < 200°C
- Dosis < 10 mg/Tag
- Hautverträglich
- Keine Molekülladung

Ohne Zweifel haben TTS zahlreiche Vorteile.
- Geringere Einnahmefrequenz → bessere Compliance
- Geringerer First-pass-Fffekt
- Weniger Nebenwirkungen
- Wirkungsdauer über die Zeit der Magen-Darm-Passage hinaus

Rectale Arzneiformen

Suppositorien
Bereits in der Antike wurden weiche Holzstäbchen mit Arzneistoffen getränkt und rectal eingeführt. Vor etwa 100 Jahren bekamen sie die heutige Form und wurden aus der galenisch problematischen Kakaobutter gefertigt.
Zäpfchen werden entweder angewendet, weil sie topisch wirken sollen (Hämmorrhidal-Zubereitungen), der Wirkstoff die Magenschleimhaut reizen kann oder der Patient nicht in der Lage ist, orale Arzneiformen zu sich zu nehmen (Säuglinge, Kleinkinder und Patienten mit Übelkeit und Erbrechen.

Klistiere
Klistiere enthalten kleine Mengen eines gelösten oder suspendierten Arzneistoffes in einer Kunststofftube.
Bei der Anwendung werden häufig Fehler gemacht, die die Wirkung in Frage stellen. Gerade bei Medikamenten, bei denen ein zuverlässiger Effekt u. U. lebensrettend sein kann, beispielsweise Rectiolen mit Diazepam gegen Fieberkrämpfe, sollte dem Kunden die Anwendung erklärt werden:

- Mikro)Klistier vor der Anwendung schütteln
- Kappe entfernen
- Schaft zur Erhöhung der Gleitfähigkeit einfetten (Vaseline o. Ä.)
- Patient liegt auf der Seite
- Schaft einführen
- Tube zusammendrücken und gedrückt halten!
- Klistier entfernen
- Pobacken zusammenpressen

So simpel die Anwendung auch scheint, kann ein kleiner aber entscheidender Fehler zum Therapieversagen führen. Wenn der Anwender nach dem Zusammendrücken der Tube und beim Rausziehen diese nicht gedrückt hält, wird durch den entstehenden Unterdruck die Arzneistofflösung wieder in die Tube zurückgesogen und entzieht sich der Wirkung.

Wird es aus dosierungstechnicher Sicht notwendig, Suppositorien zu halbieren, so macht man dies am besten mit einem warmen Spatel oder Messer. Es ist unbedingt darauf zu achten, daß die Arzneiform vertikal und nicht horizontal geteilt wird. Herstellungsbedingt sinken Arzneistoffe mit hoher Masse in die Suppositorienspitze. Würde man horizontal teilen, erhält der Patient entweder deutlich zuviel oder zuwenig Wirkstoff.

Umgang mit Medikamenten im Rettungsdienst
Medikamente sind eine besondere Ware. Die gilt für die Beschaffung, Lagerung, Dokumentation und Anwendung. Bedauerlicherweise rutscht der Rettungsdienst vielfach als „Exot" durch die Maschen der Gesetzgebung. Dies galt lange Zeit für die Bevorratung mit Arzneimitteln und die Lagerung von Betäubungsmitteln. Es gilt immer noch für die „Notkompetenz des Rettungsassistenten", die in dieser Formulierung in keinem Gesetz oder einer Verordnung auftaucht. Mediziner und Juristen stellen gern dieselbe Frage „wo steht das?". Diese Frage, oder vielmehr die Antwort darauf, ist immer dann zielführend, wenn überzeugende Problemlösungen gefunden werden müssen. Wie und für welche Indikation darf ein Medikament verwendet werden? Darf „Nitrospray" zur Blutdrucksenkung gegeben werden, darf es auf die Vene gesprüht werden? Eine Antwort aus dem „Bauch" bringt nicht weiter. Wo findet man also rasch die Antworten auf diese und ähnliche Fragen? In der Fachinformation des Arzneimittelherstellers. Dies ist ein besonders umfangreicher Beipackzettel für das medizinische FACHpersonal. Auch nur dieses darf Einsicht in diese Informationsquelle haben. Die einfachste Möglichkeit, an die Fachinformation zu gelangen ist über die Homepage: www.fachinfo.de. Diese Plattform ist aus rechtlichen Gründen nach dem Heilmittelwerbegesetz passwortgeschützt. Das Passwort kann kostenfrei unter www.doccheck.com/de nach Legitimation angefordert werden. Die Fachinformationen können dann kostenfrei gedruckt oder gespeichert werden. Eine andere

Möglichkeit an die Fachinformationen zu gelangen ist eine Anforderungskarte in der ROTEN LISTE ® oder die entsprechende Datensammlung auf CD-ROM.
In der Fachinformation von Nitrolingual ® ist weder die Indikation „Hypertonie" oder „Hypertensive Krise/Notfall" noch das „Aufsprühen auf die Venen bei schlechter Darstellung" angegeben. Letzteres wäre auch medizinisch und pharmakologisch nicht sinnvoll. Wird ein Arzneimittel außerhalb seiner Indikation angewendet, spricht man von „off-label-use". Dazu wird beispielsweise auch gerechnet:
- Die Gabe von Fenoterol als Dosieraerosol zur Wehenhemmung
- Die Verneblung von Adrenalin beim Asthmaanfall (wegen des Sulfidanteils sogar kontraindiziert)
- Die Gabe jeglicher intravenöser Arzneiformen (Ampullenlösung) über die Nasenschleimhäute. Auch wenn speziell dafür zugelassene Applikatoren (MAD ®-System o.ä.) verwendet werden. Der Bong zur Inhalation von Cannabisprodukten ist ja auch legal, die Räucherware jedoch nicht...
- Die Gabe von unverdünnter 40%iger Glucoselösung

Der Hersteller (Fa. Braun) einer Glucose 40 % Lösung untersagt strikt die Gabe einer unverdünnten Lösung. „Nur verdünnt als Zusatz zu Infusionslösungen" steht eindeutig und ohne Interpretationsmöglichkeit in der wissenschaftlichen Information. Weicht der Anwender von der in der Fachinformation genannten Indikation oder der Art der Anwendung ab, wendet er das Arzneimittel nach dem sog. „off-label-use" an. Dies ist eine Anwendung außerhalb der vorgesehenen Indikation.

Off-Label-Use

Bei Kindern ist diese Art der Anwendung absolut üblich, weil viele Arzneimittel für diese Altersgruppe nicht speziell geprüft sind. Auch die Applikation einer Injektionslösung über die Nasenschleimhaut ist ein Off-Label-Use. Die Anwendung von Arzneimitteln außerhalb des zugelassenen Indikationsbereichs ist bei einigen Indikationsgebieten und Patientengruppen integraler Bestandteil der Therapie. Dennoch gibt es keine eindeutigen Regelungen für Off-Label-Verordnungen.
Die Haftung bei einer Anwendung außerhalb der Indikation ist nicht eindeutig geklärt.
Off-Label-Use kann grundsätzlich als bestimmungswidriger Arzneimittelgebrauch angesehen werden, weshalb keine Haftung des pharmazeutischen Unternehmers nach § 84 Abs.1 AMG eintreten muss.
Nach § 84 Abs. 1 Nr. 1 AMG haftet das Pharmaunternehmen jedoch, wenn es beim "bestimmungsmäßigen Gebrauch" zu einem Schaden kommt. Der "bestimmungsmäßige Gebrauch" ist aber nicht allein auf den Einsatz im Sinne der Zulassung beschränkt. Aus § 25 Abs. 10 SGB V leitet sich eine Marktbeobachtungspflicht auch nach der Zulassung ab. Wenn somit das Unternehmen die regelmäßige Anwendung außerhalb der Zulassung hätte wissen können, dann haftet das Pharmaunternehmen ebenfalls.
In einem Grundsatzurteil des Bundessozialgerichts (BSG) vom 19. März 2002 (B 1 KR 37/00 R) wurden die Kriterien für eine Erstattung von Arzneimitteln außerhalb der zugelassenen Indikation (Off-Label-Use) durch die gesetzlichen Krankenversicherungen festgelegt: Es muss sich um die Behandlung einer schwerwiegenden Erkrankung handeln, für die keine andere Therapie verfügbar ist und auf Grund der Datenlage die begründete Aussicht auf einen Behandlungserfolg besteht.

Beim Einsatz eines Arzneimittels außerhalb seiner zugelassenen Indikation ist "insbesondere auch die fachliche Einschätzung der Wirksamkeit im konkreten Einzelfall durch die Ärzte des Erkrankten bedeutsam". Mit dieser Begründung und unter Verweis auf die jüngste Rechtsprechung des

Bundesverfassungsgerichts hat das Sozialgericht Frankfurt Therapieansprüche zuerkannt. (Urteil des SG Frankfurt: Az.: S21KR444/06/ER)
Bedeutsam für das Rettungsteam kann sein, dass zwar ein ARZT im begründeten Einzelfall ein Arzneimittel „off-label" anwenden kann, ob dies auch für einen Rettungsassistenten gilt, ist fraglich.

Eine Entscheidung des Bundesverfassungsgerichts (BVerfG), Beschluss vom 06. Dezember 2006 (Az. 1 BvR 347/98), welche sich mit der Kostenerstattung im Rahmen der gesetzlichen Krankenversicherung (GKV) für eine bisher nicht anerkannte Behandlungsmethode beschäftigt, könnte auch Auswirkungen auf den so genannten Off-Label-Use von Arzneimitteln in der GKV haben. Ein Off-Label-Use kommt daher nur dann in Betracht, wenn es sich um die Behandlung einer lebensbedrohlichen oder die Lebensqualität auf Dauer nachhaltig beeinträchtigenden Behandlung handelt und keine andere Therapie verfügbar ist und, wenn man aufgrund von Datenlagen die begründete
Aussicht besteht, dass mit dem betreffenden Präparat ein Behandlungserfolg erzielt werden kann.
Letzteres wird dabei nur dann angenommen wenn Forschungsergebnisse vorliegen, die erwarten lassen, dass das Arzneimittel für die betreffende Indikation zugelassen werden kann.
Der Leiter Rettungsdienst und/oder der Rettungswachenleiter sollten gemeinsam mit dem ÄLRD das Problem „off-label-use" diskutieren und eine gesetzlich konforme und praxisgerechte Lösung finden.

Beschaffung von Arzneimitteln
Über einen langen Zeitraum mussten sich die die Rettungsdienstorganisationen ihre Arzneimittel von Krankenhausambulanzen besorgen. Meist auch dann, wenn Trägeridentität (Klinik und Rettungsdienst) bestand oder das Notarztsystem an der dortigen Klinik stationiert war. War ein zentrale Beschaffungsstelle oder eine öffentliche Apotheke der Lieferant, blieb eine pharmazeutische Betreuung, Beratung oder gar Kontrolle meist aus. Seit den 70er Jahren werden Rettungswachen durch die Krankenhausapotheken versorgt.
1987 wurde die Bundesarbeitsgemeinschaft "Arzneimittelversorgung der Organisationen des Rettungs- und Sanitätsdienstes" gegründet, die klare Vorstellungen und Ziele hatte und den Rettungsdienst als Partner und nicht als Exot ansah. Dennoch werden auch noch heute Viele Rettungsdiensteinrichtungen mit Arzneimitteln beliefert, ohne dass die Rettungsdienst-Mitarbeiter eine pharmazeutische Beratung oder Arzneimittelinformationen erhalten.

Änderung von § 14 Apothekengesetz (ApoG)

Am 28. 8. 2002 ist das Gesetz zur Änderung des Apothekengesetzes mit der für den Rettungsdienst wichtigen Änderung des § 14 Abs. 6 Satz 1 Nr. 1 ApoG in Kraft getreten; dieser lautet:

"Krankenhäuser im Sinne des Gesetzes sind Einrichtungen nach § 2 Nr. 1 des Krankenhaus-Finanzierungsgesetzes in der Fassung der Bekanntmachung vom 10. April 1991 (BGBl. I S. 885).

Diesen stehen hinsichtlich der Arzneimittelversorgung gleich:
1. die nach Landesrecht bestimmten Träger und Durchführenden des Rettungsdienstes ... sind als eine Station im Sinne von Absatz 4 Satz 2 (ApoG) anzusehen."

Damit ist rechtlich klar definiert, das der Rettungsdienst (als Organisation oder Wache) einer Station eins Krankenhauses gleichgesetzt werden. Mit allen Rechten und Pflichten!

Die Änderung des ApoG hat folgende Zielsetzung:

- die Sicherung der Arzneimittelversorgung durch einen Versorgungsvertrag,
- eine ortsnahe Versorgung durch Apotheken,

- die Festlegung der Rechte und Pflichten im Sinne der Arzneimittelsicherheit,
- die Qualitätssicherung in der Arzneimittelbevorratung des Rettungsdienstes,
- eine kostengünstige Arzneimittelversorgung.

Zusammenarbeit mit der Apotheke als Kooperationspartner

Der Rettungsdienst MUSS mit einer ortsnahen Apotheke einen schriftlichen Versorgungsvertag abschließen. Dieser Vertrag muss durch die zuständige Behörde genehmigt werden. Im Sinne der Arzneimittelsicherheit wird die Arzneimittelversorgung eng mit pharmazeutischer Betreuung durch eine Versorgungsapotheke verknüpft. Hier müssen sicherlich in beide Richtungen Berührungsängste abgebaut werden. Für das pharmazeutische Personal einer Apotheke ist der Rettungsdienst meist „ein unbekanntes Wesen". Bereits zu Beginn von Verhandlungen sollten Wünsche, Ziele und Grenzen beidseitig abgesteckt werden. Dort sind viele Detailfragen zu klären:

- Will und kann der Apotheker eine 24-Stunden Rufbereitschaft für dringende Fälle herstellen kann und will.
- Ist die Belieferung kostenlos?
- Wie oft kontrolliert ein Apotheker die Lagerung und Dokumentation von Arzneimitteln und BtM auf der Rettungswache?
- Beteiligt sich der Apotheker an Fortbildungsveranstaltungen?
- Welche Rabattvereinbarung lässt sich treffen?
- Liefert die Apotheke auch die Verbrauchsmaterialien und Medizinprodukte?
- Hat das Apothekenpersonal Fachkenntnis im Bereich der Versorgung in Katastrophenfällen.

Analog zur Krankenhausversorgung ist die Arzneimittelversorgung des Rettungsdienstes nur mit einer Apotheke, die innerhalb derselben kreisfreien Stadt oder desselben Landkreises oder in miteinander benachbarten kreisfreien Städten und Landkreisen liegt, zu vereinbaren. Damit ist der Versand von Arzneimitteln über weitere Entfernungen ausgeschlossen. Auch Internetversandtapotheken können als Versorger somit nicht gewählt werden. Diese räumliche Begrenzung der Arzneimittelversorgung wurde in der Bundesrats-Drucksache 498/77 folgendermaßen begründet:

> "Durch die Beschränkung der Versorgung auf einen abgegrenzten Bereich wird eine schnelle Zustellung der Arzneimittel ermöglicht und die zuständige Behörde in die Lage versetzt, einen Überblick über den Versorgungsbereich einer Krankenhausapotheke zu behalten."

Beim Massenanfall von Verletzten, Großschadenslagen und Katastrophenfällen kommt der Apotheke eine besondere Bedeutung zu. Besonders die Versorgung mit Betäubungsmitteln muss dann sichergestellt sein.

Welche Apotheke darf liefern?
Grundsätzlich darf jede ortsnahe Apotheke die Belieferung des Rettungsdienstes vornehmen, nachdem ein Versorgungsvertrag geschlossen wurde. Die Anforderungen an die Logistik, der Lagergröße und –vielfalt sind jedoch enorm. Krankenhausapotheken und öffentliche krankenhausversorgende Apotheken vorfügen bereits über die organisatorischen Voraussetzungen. Sie führen Notfallmedikamente, Antidote, Betäubungsmittel, Verbandstoffe und Medizinprodukte in ausreichender Menge. Eine 24-Stunden Notdienstbereitschaft ist ebenfalls sichergestellt.

Station im Sinne von Abs. 4 Satz 2 ApoG
Eine Verteilung von Arzneimitteln ohne fachliche pharmazeutische Betreuung an nachgeordnete Rettungswachen wird durch das Gesetz ausgeschlossen. Der Vertrag

zur Versorgung mit Arzneimitteln muss grundsätzlich zwischen der versorgenden Apotheke und jeder einzelnen Rettungsdienst-Organisation (Station im Sinne von Abs. 4 Satz 2 ApoG) geschlossen werden.

Der Vertrag kann die Versorgung mehrerer Rettungswachen beinhalten. Jede Rettungswache wird mit den benötigten Arzneimitteln unmittelbar von der Apotheke beliefert und wie eine Station im Krankenhaus auch individuell pharmazeutisch betreut. Zur Pharmazeutischen Betreuung gehört

- Beratung und Information,
- Arzneimittelüberwachung,
- Schulung und Fortbildung,
- Controlling.

Der Rettungsdienstbetreiber sollte eine Arzneimittelkommission etablieren. Diese hat die Aufgabe, die notwendigen Arzneimittel und Medizinprodukte auszuwählen. Auch im Rahmen der Qualitätssicherung ist es sinnvoll, eine verantwortliche, sachkundige Person mit der Arzneimittellogistik zu berufen. An mehreren Rettungsdienstschulen wird als Zusatzqualifikation die Weiterbildung zum „Arzneimittelbeauftragten im Rettungsdienst ®" angeboten. Dieser zweitägige Lehrgang schließt mit einer Prüfung ab und vermittelt grundlegende Kenntnisse über den Umgang, die Lagerung, Dokumentation und Verabreichung von Arzneimitteln

Der Arzneimittelkommission sollten angehören:[

- der ärztliche Leiter des Rettungsdienstes,
- der Versorgungsapotheker,
- ein Rettungsdienst-Mitarbeiter,
- ein Vertreter des Trägers oder der Organisation des Rettungsdienstes.

Inhalte des Arzneimittel-Versorgungsvertrags

Der Versorgungsvertrag ist schriftlich zu vereinbaren und durch die zuständige pharmazeutische Aufsichtsbehörde zu genehmigen.

Mit der Versorgungsapotheke wird vereinbart/festgestellt, dass

- sie stets über ausreichende Vorräte an Arzneimitteln und ggf. Medizinprodukten verfügt,
- der/die für die Arzneimittelversorgung verantwortliche Apotheker/Apothekerin oder ein/e benannte Apotheker/in der Versorgungsapotheke regelmäßigen die Arzneimittelvorräte überprüft.
- sie die bestellten Arzneimittel unverzüglich bereit stellt,
- die Versorgung bei Notfällen sicherstellt,
- sie in einer Arzneimittelkommission gemeinsam mit den Verantwortlichen des Rettungsdienstes eine verbindliche Arzneimittelliste gem. § 30 ApBetrO festlegt und fortschreibt,
- sie die Information und Beratung des Rettungsdienstes in allen Fragen zu Arzneimitteln durchführt,
- sie bei der Schulung und Fortbildung des Rettungsdienstpersonals mitwirkt,
- die Arzneimittelversorgung zu fest vereinbarten, ökonomisch günstigen Konditionen erfolgt,
- sie im Rahmen des Controllings Informationen zum Verbrauch und zur Kostensteuerung bereitstellt.

Auch der Rettungsdienstträger und das -personal haben Pflichten, die im Vertrag fixiert werden sollten. Der Rettungsdienst

- gewährleistet, dass der Apotheker zur Erfüllung der gesetzlichen und vertraglichen Pflichten das Recht hat, die Vorratsräume und Einsatzfahrzeuge jederzeit - jedoch unter Berücksichtigung der Einsatzprioritäten - zu betreten,
- für eine ordnungsgemäße ärztliche Verschreibung der zu liefernden Arzneimittel sorgt,
- geeignete, verschließbare oder plombierbare Transportbehälter für die Arzneimittel bereitstellt,
- für den sicheren Transport der Arzneimittel sorgt,
- stets für einen ausreichenden, zuvor festgelegten Vorrat in der/den Rettungswache(n) sorgt,
- die Anweisungen/Empfehlungen der Versorgungsapotheke hinsichtlich Lagerung und Logistik einhält
- die für die Lagerung von Arznei- und Betäubungsmittel sowie Kühlartikel die

notwendigen Voraussetzungen schafft (Diebstahlschutz, Tresore, Kühlschränke mit Temperaturüberwachung etc.)
- an der Bildung einer Arzneimittelkommission mitwirkt und in ihr regelmäßig mitarbeitet,
- für eine gute Zusammenarbeit mit dem Apotheker sorgt und ihn bei der Wahrnehmung seiner Aufgaben unterstützt.

Der Deutsche Apotheker Verlag Stuttgart hat eine Checkliste zum Arzneimittel-Versorgungsvertrag herausgegeben. Diese Arbeitshilfe (Vordruck-Nr. 21400112/01-05) erspart viel Zeit bei der Erstellung eines individuellen Vertrages.

Ware und Leistung kosten Geld. Der Rettungsdienst und die Apotheke haben die Möglichkeit, nach unterschiedlichen Abrechnungsmodellen zu kooperieren.

- Eine Preisliste beinhaltet die Kosten für die Präparate und Artikel einschließlich der pharmazeutischen Betreuung; sie wird periodisch angepasst.

- Es werden die Einkaufspreise unter Berücksichtigung der Natural- und Barrabatte oder Listenpreise zzgl. eines prozentualen Aufschlags zum Ausgleich der Personal- und Sachkosten des Apothekers und gegebenenfalls zzgl. eines Stunden-Verrechnungssatzes für die pharmazeutische Betreuung zugrunde gelegt.

Weiterhin werden die Rechnungs- und Zahlungsmodalitäten sowie die Vertragsdauer geregelt. Abschließend wird festgehalten, dass der Vertrag der behördlichen Genehmigung bedarf und dass der Apotheker diesen an die zuständige Behörde weiterleitet. Der Leiter Rettungsdienst sollte gemeinsam mit dem Arzneimittelbeauftragten den Versorgungsvertrag erarbeiten, sofern die Lieferapotheke über keinen Entwurf verfügt.

Allgemeine Pharmakologie

"Und ich sah in der rechten Hand des, der auf dem Thron saß, ein Buch...versiegelt mit sieben Siegeln", so steht es in der Offenbarung Johannes´5,1, wo das Land ein rätselhaftes Buch empfängt. Das Land aber bricht diese Siegel, beschäftigt sich mit dem Inhalt und löst diese Rätsel! Tun Sie es auch, lieber Leser! Werfen Sie Ihre Vorurteile ins Meer des Vergessens und beginnen Sie, Pharmakologie NICHT zum Vokabelfach zu degradieren, nur zu lernen, ohne zu verstehen.

Nur wer die Grundlagen nicht nur lernt, sondern auch begreift, der wird erkennen, dass es mit diesem Grundwissen leicht fällt, Ableitungen zu treffen, pharmako-*logisch* zu denken und Pharmakotherapie effizient(er) zu betreiben.

Zu den Grundlagen gehören vier elementare Fragen der Pharmakologie:

➢ Wie gelangt ein Arzneimittel in den Organismus?
➢ Was passiert dort mit ihm?
➢ Was macht es dort und wie macht es das?
➢ Wie funktioniert das Nervensystem?

Überhaupt sind viele Wörter mit "*W*" wichtig für die Lehre. Jeder Lernende (und Lehrende!) sollte sich ständig fragen:
"**Warum** ist das so?"
"**Wie** funktioniert das?"
"**Was** passiert da?"

Pharmakokinetik - echt bewegend!

Damit ein Medikament wirken kann, muß es (sachgerecht) verabreicht werden. Die Gabe eines Arzneistoffes bezeichnet man als **Applikation** (*lat. applicare: anfügen, anwenden*). Sie ist der erste Schritt beim "Schicksal eines Pharmakons im Körper". Was klingt wie der Titel eines schnulzigen Spielfilms, ist ein wichtiges Teilgebiet der Pharmakologie: die **Pharmakokinetik**. Die Hauptrolle spielt das Medikament, die Nebenrollen spielen Enzyme, Neurotransmitter und andere Stoffe. Regie führen Zwei: Sie, als Applikator, und der Körper des Patienten. Dieses Gebiet beschreibt, was mit dem Medikament im Körper passiert, wie es sich verändert und wie es den Körper verläßt. (griech. Kinein = in Bewegung setzen).

Was das Medikament mit dem Körper macht, wie es also wirkt, solche Antworten bleibt einem die Pharmakokinetik schuldig. Diese erfährt man durch die **Pharmakodynamik**, doch dazu später mehr.

Applikationsart	Abkürzung	Applikationsort	Beispiel	Bemerkung
intravenös	i.v.	In die Vene	Injektionen, Infusionen	Meist wäßrige Lösungen
endobronchial	e.b.	Bronchialschleimhaut → System	Adrenalin durch den Tubus	endotracheal falsche Bezeichnung
pulmonal		Lunge	Asthmaspray	
intramuskulär	i.m.	In den Muskel		Nicht bei Herzinfarkt
intraossär		In den Knochen	wie i.v.	Meist bei Kindern
oral	p.o.	Magenschleimhaut		
sublingual	s.l.	Unter der Zunge	Nitroglycerin	Nicht Nifedipin!
Rectal		Darmschleimhaut	Diazepam beim kindlichen Krampfanfall	

notfallmedizinisch relevante Applikationsarten

Warum steht in der Tabelle für oral die Abkürzung p.o.? Warum wird Nifedipin (Adalat ®) nicht sublingual verabreicht? Haben Sie sich diese Fragen gestellt? Nein? Warum nicht? Wenn Sie es wußten, können sie entspannt bleiben. Wenn aber nicht: noch mal der dringende Appell: seinen Sie neugierig, wißbegierig! Fragen Sie, forschen Sie, schauen Sie nach, wenn etwas unklar ist!
p.o. heißt per oral (durch den Mund). Nifedipin-Kapseln werden vom Patienten zerkaut oder vom Rettungsdienstpersonal angestochen, anschließend wird der Inhalt mit Kapselhülle geschluckt. Der Wirkstoff wird oral und nicht sublingual aufgenommen. Dies ist sinnvoller, da die Resorption aus dem Magen rascher und vollständiger verläuft. Der Beipackzettel wurde vor mehr als 5 Jahren entsprechend geändert.

Wie gelangen Arzneimittel in den Organismus?

Damit ein Stoff im Körper wirken kann, muß er von ihm aufgenommen, resorbiert werden. Die **Resorption** ist der zweite "Akt" der Pharmakokinetik. Gemeint ist damit nicht das Aufnehmen einer Tablette in den Mund o.ä., sondern das Überwinden der oben beschriebenen Barrieren.

Der Körper möchte nicht, dass Substanzen ungehindert in ihn gelangen. Er hat deshalb Barrieren entwickelt, die dies verhindern. Die erste Grenze, die Verbindung zwischen Körper und Umwelt, ist die Haut.
Im Körper selber existieren wiederum andere "Pförtner", die nur dann Substanzen passieren lassen, wenn sie bestimmte Eigenschaften Erfüllen.
➢ Die Magenschleimhaut
➢ Die Darmschleimhaut
➢ Die Blut-Hirn-Schranke

sind wichtige Beispiele hierfür.

Den Weg über die unverletzte Haut geht man in der Notfallmedizin selten. Ein Berührungspunkt ergibt, wenn der Notfallpatient mit sog. Transdermalen-Therapeutischen-Systemen (TTS) vortherapiert ist. TTS sind Pflaster mit einem Wirkstoff, der langsam und kontinuierlich abgegeben wird, die Haut durchdringt und in den Organismus gelangt. Nitroglycerin oder Fentanyl werden beispielsweise so angewandt und können zu Interaktionen führen.
In der Notfallmedizin wird selten ein isoliertes Organ mit einem Medikament therapiert, meist ist es ein Organsystem oder der gesamte Organismus. Man spritz kein Schmerzmittel ins Herz, wenn der Patient einen Herzinfarkt hat.
Medikamente, die in der Notfallmedizin zum Einsatz gelangen, wirken meist im gesamten System, man spricht auch von einer *systemischen* Wirkung. Bevor eine Wirkung eintreten kann, muß der Wirkstoff resorbiert werden. Von den zahlreichen Resorptionsorten sind für die Akutmedizin nur wenige wichtig.
Warum? Weil die Wirkung schnell, sehr schnell eintreten muß. Würde der (ansprechbare) Patient eine Tablette schlucken, dauert es mindestens eine halbe Stunde, bis die Wirkung beginnt, bis zum Wirkungsmaximum vergeht noch weitere Zeit. Gleiches gilt für die Anwendung von Arzneiformen, die rectal eingeführt werden.
Der Vorgang der Resorption nimmt eine gewisse Zeit in Anspruch. Zeit, die der Notfallpatient nicht hat. Deshalb umgeht man in den meisten Fällen die Resorption: das Medikament wird i.v. gespritzt. Es befindet sich sofort (!) im Organismus und kann systemisch wirken.

Was muß passieren, damit das Pharmakon im ganzen Körper wirkt?

Die dritte Phase ist die **Verteilung** im Körper. Dazu wird der Arzneistoff an körpereigene Eiweiße gebunden und durch den Körper transportiert. Diese *Plasma-Eiweiß-Bindung* ist mehr oder weniger stabil. Es herrscht eine Wechselbeziehung zwischen gebundenem und freiem (ungebundenen) Arzneistoff. Wichtig: Nur das freie Pharmakon kann wirken, nicht das gebundene!
Jetzt wird´s spannend. Ihre erste pharmakologische Herausforderung: Muß

ein Arzneistoff mit einer hohen Plasma-Eiweißbindung hoch oder niedrig dosiert werden?
Hoch! Warum? Wenn sich viel von dem Stoff an Eiweiß "kettet" steht es nicht zur Wirkung zur Verfügung. Ein solcher Stoff beispielsweise ist Phenprocoumon (Marcumar ®). Patienten, die einen Herzinfarkt, eine Thrombose oder Embolie erlitten haben, erhalten ihn, damit ihr Blut fließfähiger wird. Die Blutgerinnung wird gehemmt. Die Acetylsalicylsäure (ASS, Aspirin ®, Aspisol ®) ist ihnen vermutlich geläufiger. Dieses Schmerzmittel hemmt zusätzlich zu seiner analgetischen Wirkung das "Zusammenklumpen" (aggregieren) von Thrombozyten. Seine Plasma-Eiweiß-Bindung ist noch stärker als die von Marcumar ®.
Was passiert, wenn ein Patient der bereits mit Marcumar ® therapiert wird, zusätzlich ASS erhält?
Das Analgetikum verdrängt aufgrund seiner noch stärkeren Bindung Marcumar aus seiner Eiweiß-Bindung. Was, lieber Leser und Pharmakologiefreund, ist die Folge? Die Blutgerinnung wird nahezu aufgehoben. Was ist die Folge? Richtig! Es kann zu lebensbedrohlichen Blutungen kommen.
Diesen Effekt, wenn zwei oder mehrere Arzneistoffe im Körper miteinander reagieren, bezeichnet man als *Interaktion*. Die Folge kann eine Wirkungsverstärkung, eine Wirkungsabschwächung oder ein -verlust sein. Eine Interaktion kann unerwünscht, wie in unserem Fall, oder erwünscht sein.
Passiert eine derartige Reaktion nicht im Körper sondern außerhalb, beispielsweise in einer Infusionslösung, nennt man diesen Vorgang - ein schwieriges Wort - *Inkompatibilität*. Sie ist immer unerwünscht und kann (lebens)gefährlich sein. Beispiel: Adrenalin wird durch Nabi (Natriumbicarbonat) inaktiviert. Es flockt in der Lösung aus und wird unslöslich, ist nicht frei. Aber, sie erinnern sich, nur der freie Stoff kann wirken.

Lebertime - die Umwandlung
Genau wie Nahrungsmittel, Chemikalien und Gifte werden auch Arzneistoffe im Körper umgewandelt. Diese Umwandlung findet vorwiegend in der Leber statt und wird als **Biotransformation** oder **Metabolisierung** bezeichnet (*griech. metabole* = Veränderung).

Die Stoffe, die bei diesem Prozeß entstehen, heißen Metabolite. Ein Metabolit kann, verglichen mit dem ursprünglich verabreichten Arzneistoff, stärker, schwächer oder gar nicht wirken. Auch Stoffe existieren, bei denen *nur* der Metabolit und nicht das ursprünglich eingenommene Pharmakon wirkt (sog. Prodrugs).

Ausscheidung - oder: Pharmakologie von Gyros und Co
Was rein gekommen ist, muß auch wieder raus! Die letzte Station eines Arzneistoffes ist die Ausscheidung, auch als Exkretion, bezeichnet.
Stellen Sie sich vor, Sie verspüren nach einem harten Rettungsdienstag Hunger. Sie entschließen sich zum Griechen zu gehen und bestellen Gyros (griech. *gedreht*), Tsaziki (pharmakologisch: Allium sativum, auch als Knoblauch bezeichnet in einer lipophilen Grundlage) und einen Extrakt aus Hopfen, Malz und Wasser, besser bekannt als Bier.

Noch am gleichen Abend verspüren Sie das dringende Bedürfnis, den Sphinkter Ihrer

Blase zu öffnen und sich zu erleichtern. Am nächsten Tag werden Sie von Ihren Kollegen darauf aufmerksam gemacht, dass Sie einen gewissen Faktor der Geruchsbelästigung darstellen. Irgendwann gegen Mittag ziehen Sie sich dorthin zurück, wo man nur allein hingeht. Was hat das mit Pharmakologie zu tun? Viel, denn an diesem aus dem Leben gegriffenen Beispiel kann man hervorragend die unterschiedlichen Wege der Ausscheidung verdeutlichen.
Bier wirkt dosisabhängig, wir wissen das, diuretisch. Der darin enthaltene Ethanol regt die Durchblutung der Niere an, man könnte von einer forcierten Diurese sprechen. Der

Ethanol verläßt über die Nieren den Körper, man bezeichnet dies als **renale** Ausscheidung. Alle wasserlöslichen Stoffe verlassen auf diese Art den Körper. Der Vorgang wird durch Diuretika, wie beispielsweise Furosemid gesteigert (forciert).
Am gleichen Abend nimmt man deutlich eine "Alkoholfahne" war. Der Ethanol wird über die Lungen abgeatmet, man nennt dies **pulmonale** Ausscheidung. Am nächsten Tag gesellt sich ein aromatischer Geruch nach Knoblauch hinzu. Auch wenn Sie den Mund geschlossen halten. Warum? Die im Knoblauch enthalten Schwefelverbindungen riechen erst nach der Metabolisierung so extrem und werden pulmonal und über die Haut abgegeben (**dermale** Ausscheidung).
Das Gyros geht den Weg, den alle fettlöslichen festen Bestandteile gehen, es wird über den Stuhl (= Faecis) eliminiert. Dieser Vorgang ist die **faecale** Ausscheidung.

Die wichtigsten Ausscheidungswege sind

- renal über die Niere mit dem Urin
- biliär über die Galle mit den Fäzes
- faecal über die Darmschleimhaut mit den Fäzes
- pulmonal über die Lunge

Ausscheidungwege

Auch Arzneistoffe werden über die oben beschriebenen Wege ausgeschieden. Bestimmt wird dies durch die chemischen Eigenschaften und das Lösungsverhalten der Stoffe. Möchte man, beispielsweise im Rahmen einer Vergiftung erreichen, dass die Substanzon den Körper schneller verlassen, kann man die jeweiligen Organe anregen. Forcierte Diurese, Abführen, Hyperventillation sind einige Möglichkeiten der sekundären Giftentfernung.

Wenn der Wirkstoff nicht mehr raus will

Welche Faktoren können dazu führen, dass ein Medikament sich im Körper anreichert, **kumuliert** (lat. cumulus = Haufen)? Bevor Sie weiterlesen, bringen sie Ihre schemenhaft verblaßten Pharmakologiekenntnisse ans Tageslicht und überlegen Sie, warum dies so sein könnte!
➢ Die Dosis könnte zu hoch gewählt sein.
➢ Die Gabe ist zu oft erfolgt, d.h. es wurde neuer Arzneistoff zugegeben, bevor der alte abgebaut war.
➢ Die ausscheidenden Organe funktionieren nicht so, wie sie sollen.
➢ Ein anderer Arzneistoff hat die Ausscheidung verlangsamt, da er denselben Ausscheidungsweg benutzt.

Die Folge ist ein Überdosierung mit unerwünschten, teils toxischen Nebenwirkungen.
Für diese Nebenwirkungen sind zwei Faktoren wichtig, sehr wichtig sogar:
Die **Halbwertzeit** und die **therapeutische Breite**.

Die Halbwertzeit (HWZ, $t_{1/2}$) sagt aus, nach welcher Zeit die Hälfte des Arzneistoffes vom Körper abgebaut worden ist. Eine HWZ von 60 Minuten bedeutet: nach einer Stunde sind 50% des Wirkstoffes abgebaut. Eine kurze Halbwertzeit und damit eine kurze Wirkdauer ist ein wesentliches Kriterium, das ein Medikament erfüllen muß, um für die Notfallmedizin geeignet zu sein. Das Rettungsteam will und soll eine präklinische und keine klinische Therapie durchführen. Denn 10 Stunden (erwünschte) Wirkung heißt auch: 10 Stunden (unerwünschte) Nebenwirkung.
Leider wird dies nicht immer beachtet. Schätzen Sie doch mal! Welche Halbwertzeit hat das Beruhigungsmittel Diazepam (Valium ®)? 30 Minuten, 1 Stunde, 7 Stunden?? Nein, das Pharmakon hat eine HWZ von 70 (!) Stunden, ist dann erst zur Hälfte abgebaut. Doch selbst bei der geschicktesten Terminplanung hat der Tag (leider) nur 24 Stunden. Wenn der Patient jeden Tag sein Präparat bekommt, wird was passieren? Es kumuliert!

Was ist nun, außer einer beliebten Prüfungsfrage, die **therapeutische Breite**? Sie ist der Bereich, in dem ein Pharmakon sicher wirkt. Dieser Bereich wird nach unten begrenzt durch die minimale therapeutische Konzentration (ab da beginnt gerade eben die Wirkung) und nach oben durch die minimale toxische Konzentration (ab da wird´s gefährlich). Das Schmerzmittel Paracetamol beispielsweise wirkt beim Erwachsenen ab 0,5 g. Die Tagesdosis liegt bei ca. maximal 4g. Ab einer Dosis von 15 g können Vergiftungserscheinungen auftreten.

© Matthias Bastigkeit

D. h., wenn man die Tagesdosis vervierfacht wird es bereits kritisch. Das Analgetikum hat somit eine enge therapeutische Breite. Dies belegt auch die Tatsache, dass es in England auf der "Hitliste" der Selbstmordmittel steht. Ein weiteres, klassisches Beispiel sind die Herzglykoside aus der Fingerhutpflanze. Bei diesen Digitalispräparaten reicht eine Verdreifachung der Dosis, um toxische Effekte auszulösen.

Pharmakodynamik

Wie wirkt ein Pharmakon und warum tut es das? Mit dieser griffigen Frage beschäftigt sich ein eigenes Teilgebiet der Pharmakologie: die **Pharmakodynamik**.

Medikamente wirken entweder spezifisch oder unspezifisch im Körper. Wenn sie eine spezifische Wirkung ausüben, können sie dies auf unterschiedliche Weise tun:

- Sie können Rezeptoren stimulieren oder blockieren
- Sie können Ionen und Ionenkanäle öffnen oder blockieren
- Sie können die Biosynthese von Mikroorganismen stören (Antibiotika, für den Rettungsdienst weniger wichtig)
- Sie können Enzyme aktivieren oder hemmen
- Sie wirken als Hormon oder beeinflussen Hormone

Rezeptor - Schloß ohne König

Schon wieder so viele Fremdwörter!! Keine Angst, alles wird gut! Jedes wird ausführlich erklärt.

Also, *Rezeptoren*: Diesen Begriff hat sicherlich Jeder schon mal gehört. Schaut man im Fremdwörterlexikon nach, so findet man drei Erklärungen: 1. Empfänger, 2. Steuereinnehmer, 3. (Biol.) Organ zur Aufnahme von mechanischen, chemischen und thermischen Reizen. Im Pschyrembel sind Rezeptoren "Empfangs- oder Aufnahmeeinrichtungen des Organismus für best. Reize".

Was sind diese Rezeptoren nun also wirklich? Den Steuereinnehmer vergessen wir. Dass auch ein Fremdwörterlexikon irren kann, zeigt die Definition 3, denn ein Organ ist ein Rezeptor bestimmt nicht. Haben Sie schon mal von der " $ß_1$-Aufnahmeeinrichtung" gehört? (RSH läßt grüßen). Mit dem Begriff "Empfänger" kann man aber arbeiten. Ein Empfänger nimmt etwas auf. Stellen wir uns den Rezeptor als eine Art Schloß vor (nein, nicht das in dem der König wohnt, sondern das in der Tür). In unserem Körper gibt es unterschiedliche Schlösser. Jedes ist für eine andere Reaktion zuständig. Sämtliche Schlösser können einen für sie bestimmten Schlüssel aufnehmen. Die Folge ist ein Effekt. Die Schlüssel, die in ihr Schloß, den Rezeptor, passen und eine Reaktion auslösen, werden als **Agonisten** bezeichnet. Das Wort stammt aus dem Griechischen und bedeutet "Wettkämpfer". Warum kämpfen und um wen? Rezeptoren und Agonisten sind einander ähnlich, man kann sagen verwandt. Diese verwandtschaftliche Anziehung bezeichnet man als "**Affinität**". Es gibt unterschiedliche Agonisten an einem Rezeptor. Ein Agonist löst immer eine Wirkung aus, da er paßgenau in seine Bindungsstelle hineinpaßt. Es existieren jedoch auch Schlüssel, die zwar in den Rezeptor hineinpassen, aber etwas anders "geformt" sind. Sie werden auch vom Rezeptor angezogen, lösen aber keinen Effekt aus. Im Gegenteil, sie verhindern oder reduzieren den Effekt des Agonisten. Wie werden diese Stoffe genannt? Erst überlegen, dann weiterlesen!

Kampf um´s Schloß

Antagonisten! Diese Antagonisten kämpfen mit den Agonisten, um den gleichen Rezeptor. Dafür gibt's leider ein Fremdwort: Kompetitiver Antagonismus. Dieses Phänomen macht man sich in der Medizin zu nutze. Man gibt dem Patienten Antagonisten um die Wirkung von Agonisten aufzuheben.

An den meisten Rezeptoren greifen Stoffe an, die sich auch im Körper befinden. Auch im Nervensystem und an dessen Erfolgsorganen, den Synapsen (hierzu mehr in der 3. Folge), befinden sich Rezeptoren. Kennen Sie Agonisten die dort anzutreffen sind?

Es sind die Neurotransmitter Adrenalin und Acetylcholin. Die Rezeptoren, an denen Adrenalin angreift, werden als adrenerge Rezeptoren bezeichnet.

Um die Wirkung von Medikamenten zu verstehen (gemeint ist nicht das "Vokabellernen") ist es unerläßlich zu wissen, welche Rezeptoren es gibt, wo sie sich befinden und was der "Schlüssel" macht, wenn er sie gefunden hat. Für uns am Wichtigsten sind vorerst die sog. α- und ß-Rezeptoren.
Beide kann man noch weiter unterteilen.
Für den Schnelleinstieg sollten wir folgendes wissen:
- $ß_1$-Rezeptoren befinden sich im Herzen. Wenn sie angeregt werden, wird u.a. die Herzfrequenz gesteigert.
- $ß_2$-Rezeptoren "sitzen" in der Lunge, in der Gebärmutter und der Skelettmuskulatur. Wenn Sie verwechseln wer wo sitzt, hier eine Eselsbrücke: 1 Herz ($ß_1$) 2 Lungen ($ß_2$).

Wenn die Rezeptoren der **Bronchialmuskulatur** angeregt werden, **erschlaffen** diese. Diesen Effekt nutzt man beim Asthmaanfall, bei dem der Muskulatur der Bronchien verkrampft und der Atemweg verengt ist. Außer Adrenalin greifen noch weitere Stoffe an diesem Rezeptor an, beispielsweise Fenoterol. Dieses Pharmakon ist im Asthmaspray Berotec ® enthalten. Es ist ein Agonist am $ß_2$-Rezeptor. Wenn Sie aber zu oft den Abzug drücken und der Patient zuviel bekommt, werden auch die Rezeptoren angeregt, die nicht in der Lunge sitzen: die in der Gebärmutter und in der Skelettmuskulatur. Was ist die Folge?
Bei einer Wehentätigkeit der Gebärmutter würde diese unterbrochen werden (tokolytische Wirkung). Und was passiert, wenn die "Schlösser" an der Skelettmuskulatur belegt werden? Sie zieht sich zusammen, der Patient zittert.
Wenn Sie die Dosis weiter steigern, greift der Agonist Fenoterol auch an Rezeptoren an, die mit den $ß_2$-"Schlössern" verwandt sind: den $ß_1$-Rezeptoren. Dies kann bereits nach einer Hand voll Hüben auftreten. Was ist die Folge, wenn diese Bindungsstellen am Herzen angeregt werden? Die Herzfrequenz steigt. Und dort haben wir die Nebenwirkungen von Fenoterol gelernt: Steigerung der Herzfrequenz (und damit des Sauerstoffbedarfs, ungut beim Asthmaanfall!!), Zittern und Wehenhemmung.
Fenoterol und Adrenalin sind Agonisten am ß-Rezeptor. Wer aber kämpft mit Ihnen als Antagonist um das Schloß? Wer blockiert den ß-Rezeptor? Klar, ß-Blocker (Nomen est omen). ß-Blocker sind somit Antagonisten zum Adrenalin und Fenoterol. Sie heben deren Wirkungen auf oder schwächen sie ab. Sie tun das Gegenteil der Agonisten. Was macht ein ß-Blocker demnach mit der Herzfrequenz? Er senkt sie. Was macht er mit der Bronchialmuskulatur? Er verengt sie. Aus diesem Grund dürfen diese Präparate von Asthmatikern nicht eingenommen werden!

Ein weiterer adrenerger Rezeptor ist der α-Rezeptor. Der Subtyp α_1 befindet sich u.a. in den Gefäßen und den Venen. Wenn ein Agonist hier angreift, ziehen sich die Gefäße zusammen. Die Folge, wenn die Gefäße in der Peripherie dies tun, ist eine Steigerung des Blutdruckes. Adrenalin - Neurotransmitter und <u>das</u> Mittel für die Reanimation - greift auch hier an.
Über die adrenergen Rezeptoren werden Sie mehr erfahren, wenn Sie bis zur 3. Folge der Pharmakologie-Trilogie warten (es lohnt sich, bleiben Sie dran..)

Welche Schlösser gibt es sonst noch?
Der Histamin-Rezeptor ist für den Rettungsdienst nicht unwichtig, genauso wie der Opiat- und der Dopaminrezeptor.
Wer wird wohl am **Histaminrezeptor** der Agonist sein? Klar: Histamin. Wär's das schon, wär's zu einfach. Es gibt drei von der Sorte (es kommt noch schlimmer..). Den H_1-, H_2- und H_3-Rezeptor.
H_1 ist für uns am bedeutendsten. Er spielt dann mit, wenn es um Allergien geht. Das Gewebehormon Histamin wird bei einer allergischen Reaktion aus den Mastzellen freigesetzt und macht die typischen Symptome: Quaddelbildung, Verengung der Bronchien, Juckreiz u.v.m. Über den H_2-Rezeptor wird die Magensaftsekretion reguliert und über den Dreier weiß man noch nicht so viel.
Wir haben ja gelernt, dass ein Antagonist den Agonisten verdrängt und meistens stärker ist. Demnach müßte man dem Patienten bei einem allergischen Schock doch einfach nur einen Histamin-Antagonisten geben und gut. Leider ist Histamin eine Ausnahme! Es hat eine stärkere Affinität (was war das noch?) als alle seine Antagonisten. Diese wirken erst, wenn das

Histamin abgebaut ist, besetzten dann den freigewordenen Rezeptor und verhindern, dass weiteres Histamin andockt. Das ist auch der Grund, warum H_1-Antagonisten wie Fenistil ® nicht sofort wirken.

Ein weiterer Rezeptor, mit dem Sie häufig zu tun haben, ist der **Opiatrezeptor**. Streng genommen ist hier ein Wort falsch: "der", denn es gibt nicht nur einen, sondern (jetzt kommt's schlimmer) vier, die auch noch weiter in viele weiter unterteilt werden. Der eine nimmt den Schmerz, der andere lähmt die Atmung, der dritte macht müde und große Pupillen und der Rest macht euphorisch, abhängig und Halluzinationen. Wichtig für die Notfallmedizin ist die Schmerzstillung. Wenn Sie tief in der Truhe ihres pharmakologischen Wissen kramen, erinnern Sie sich bestimmt noch an den Antagonisten der Opiate: Naloxon (Narcanti ®). Mit diesem kann man eine Atemdepression bei einer Vergiftung mit Opiaten aufheben. Leider erkauft man sich dies - man kann nicht Alles haben - mit einem Entzugssymptom.

Jetzt ein Frage für "Spezies": Wie heißt die Vorstufe von Adrenalin? **Dopamin** wäre die richtige Antwort. Dieser Neurotransmitter spielt eine wichtige Rolle im Gehirn. Wenn zu wenig vorhanden ist, hat der Patient die parkinsonsche Erkrankung, bei der er unkontrolliert zittert.
Aber auch an der Niere findet man Dopamin-Rezeptoren, von denen es ebenfalls mehrere gibt. Dopamin ist Ihnen bestimmt als Mittel zur Therapie des Schocks bekannt.

Wenn Sie verliebt sind, Ihr Gehalt bekommen (na ja) oder einen Pharmakologietest mit 1 bestehen, wird in Ihrem Gehirn ein Stoff freigesetzt, der ebenfalls eigene Rezeptoren hat: **Serotonin**. Es macht gute Laune, man fühlt sich wohl. Wenn diese Substanz fehlt, entstehen u.a. Depressionen. Einige Drogen, beispielsweise LSD und Ecstasy wirken als Agonisten am Serotoninrezeptor. Leider gibt's auch bei ihm mehr als nur einen. Die Unterarten kommen im Magen-Darm-Trakt und im Herzkreislaufsystem vor. Mit den (Ant)agonisten läßt sich der Blutdruck senken, Übelkeit reduzieren und die Magenmotorik beeinflussen. Darauf soll hier jedoch nicht näher eingegangen werden.

Arzneimittelwirkungen werden jedoch nicht nur an Rezeptoren ausgelöst. Auch wenn dies mit die wichtigste Art der Wirkung ist, will ich Ihnen die anderen Mechanismen nicht vorenthalten.

Rezeptor	Agonist	Antagonist	Wirkung Agonist	Wirkung Antagonist
Opiat-Rezeptoren	Opiate	Naloxon	Analgesie Euphorie Atemdepression	Aufheben der Analgesie Aufheben der Atemdepression
Dopamin-Rezeptoren	Dopamin		Erweiterung der Nierengefäße (D1)	Antiemetikum Neuroleptika
Histamin-Rezeptoren				
H_1:	Histamin	Diphenhydramin Clemastin	Allergische Reaktion	Sedierend, antiallergisch, antiemetisch
H_2:	Histamin	Cimetidin	Steigert Magensaftsekretion	Hemmt Magensaftsekretion

Nicht-adrenerge Rezeptoren und ihre Beeinflussung

Es geht auch ohne Schloß

Arzneimittelwirkungen durch Beeinflussung von Ionenkanälen.

Diese Arzneimittel öffnen oder schließen Kanäle, durch die elektrisch geladene Teilchen, die Ionen transportiert, werden. Diese Ionen sind für das Energiepotential der Zellen wichtig. Wir stellen uns den Kanal als Tunnel vor, durch die Teilchen fließen. Wenn man diese "Röhre" verengt oder ganz verschließt, gelangen weniger oder gar keine Ionen an das andere Ende. Da diese Teilchen am Erfolgsorgan eine Wirkung auslösen oder dadurch eine Reaktion in Gang gebracht wird, erreicht man durch das Verschließen des Tunnels den gegenteilige Effekt. Durch die Veränderung dieses Transportmechanismus wird das Ionengleichgewicht innerhalb und außerhalb der Zelle verändert und somit ein Effekt herbeigeführt.

Calciumionen sind an der elektromechanischen Koppelung am Herzen beteiligt. Die Herzarbeit wird gesteigert, die Kontraktilität erhöht. Ein Stoff, der den "Calcium-Tunnel" verschließt, ist das Nifedipin (Adalat ®). Die Bezeichnung Calciumantagonist darf nicht dazu verleiten, an einen Calcium-Rezeptor zu denken, den gibt es nicht.

Nifedipin verringert den Einstrom von Calciumionen durch den sog. langsamen Calciumkanal. Die Folge ist eine direkte Verringerung der Herzarbeit durch Hemmung der elektromechanischen Koppelung. Dadurch wird die Kontraktilität reduziert und die Vor- und Nachlast gesenkt.

- Antiarrhythmika wie Ajmalin und Procainamid (Natriumkanäle)
- Lokalanästhetika wie Lidocain (Natriumkanäle)
- Calciumantagonisten wie Nifedipin und Verapamil (Calciumkanäle)
- Benzodiazipine wie Diazepam wie Thiopental und Methohexital (Chloridkanäle)
- Barbiturate (Chloridkanäle)
- Alkohol (Chloridkanäle).

Digitalis als "Elektrolyttaxi"

Einige Arzneimittel steigern oder hemmen den Transport von Salzen, den Elektrolyten. Durch die Beeinflussung des Elektrolyttransports wirken beispielsweise Herzglykoside oder teilweise Entwässerungsmittel wie Furosemid. Der Wirkungsmechanismus ist sehr komplex. Bei der Wirkung von Herzglykosiden wie Digitatlis weiß man, dass Calciumionen dabei eine Schlüsselrolle einnehmen. Digitalis-Glykoside erhöhen das Angebot an freiem Calcium in der Herzmuskelzelle und verstärken dadurch die Kontraktilität. Dabei werden bestimmte Enzyme (Na-K-ATPase), die für den Transport von Natrium und Kalium durch die Zellmembran verantwortlich sind, beeinflußt. Quasi wirken Digitalis-Glykoside als Taxi für Calcium und transportieren es in die Zelle.

Hormone am Herzen?!

Wenn man Hormone als Arzneimittel denkt, fallen zuerst die Geschlechtshormone ein. Die sind zwar sehr wichtig, spielen aber in der Notfallmedizin eine untergeordnete Rolle. Bei ausgeprägter Überlegung denken Sie bestimmt auch noch an Insulin und Glykogen. Diese Hormone regulieren als Gegenspieler (Antagonisten) den Glucosespiegel im Blut.

"Wenn Du Sie nicht überzeugen kannst, verwirre Sie", ein bedeutendes Zitat von *Garfield* (Comik-Katze). Jetzt werde ich Sie pharmakologisch verwirren (und hoffentlich überzeugen, dass das Fach doch ganz spannend ist). Ganz viele von Ihnen haben ihrem Patienten schon mal ein Präparat gegeben, das auf hormoneller Basis wirkt gegeben, ohne es zu wissen: Nitroglycerin! "Nitro" setzt im Körper ein Hormon frei, das Stickstoffoxid (NO). Bei einem Herzinfarkt oder einem Angina Pectorisanfall fällt der Hormonspiegel ab. Bei der Gabe von Nitropräparaten beheben Sie diesen Mangel und behandeln damit fast ursächlich die Erkrankung.

Geregelter KAT im Körper

Erinnern Sie sich noch an Ihre Biokenntnisse: Enzyme sind Biokatalysatoren die Reaktionen ermöglichen oder sie beschleunigen. Genau dies machen sich einige Arzneistoffe zu nutze. Sie hemmen den Abbau von Enzymen oder fördern deren Freisetzung.

Nichtopioide Analgetika wie Acetylsalicylsäure, beispielsweise Aspisol ® oder Metamizol (Novalgin ®), hemmen bestimmte Enzyme (Cycloxygenase) und erzielen so ihre schmerzhemmende Wirkung.
Das Antidot Physiostigmin (Anticholium®) wird bei Vergiftungen mit parasympatholytisch wirkenden Substanzen eingesetzt und wirkt als Blocker des Enzyms Cholinesterase.
Auch einige Blutdrucksenker, hemmen das Enzym, das den Druck reguliert. Sie tragen die kurze Bezeichnung ACE-Hemmer, die für das schwierige Wort "Angiotensin-converting-enzyme-inhibitors" steht und gleich wieder in den See des Vergessen geworfen werden kann.

Darf´s auch etwas mehr sein?
Die verabreichte Menge eines Arzneimittels sollte so gewählt sein, dass sie zwar den gewünschten Effekt auslöst, jedoch keine schädlichen Nebenwirkungen auftreten. Die Größe der Dosis ist von vielen Faktoren abhängig, die bei der Applikation berücksichtigt werden müssen. Körpergewicht, Lebensalter, Begleiterkrankungen, eingeschränkte Organfunktionen sind nur einige davon.
Um sofort einen große Menge Wirkstoff im Körper anzureichern, wird die erste Dosis, die *Initialdosis*, relativ hoch gewählt. Man bezeichnet sie auch Bolusgabe. Die *Erhaltungsdosis* hingegen dient der Aufrechterhaltung der Arzneimittelwirkung. Die ideale Dosierung wird unter anderem bestimmt durch die *therapeutische Breite* des Pharmakons. Darüber wurde bereits in der ersten Folge dieser Serie berichtet.
Ein weiterer limitierender Faktor bei der Dosierung ist die Halbwertzeit des Arzneistoffes, auch diese wurde in RD 4/99 erklärt. Die Halbwertzeit ist keine konstante Größe, sondern sie ist abhängig vom

- Alter und Geschlecht des Patienten
- von genetischen Faktoren
- von der Funktionsfähigkeit der Ausscheidungsorgane (Leber, Niere, etc.).

Völlig daneben: Nebenwirkungen
Nebenwirkungen sind Wirkungen eines Arzneimittels, die neben der Hauptwirkung auftreten (Nomen est omen die 2.) Im allgemeinen Sprachgebrauch sind damit unerwünschte Wirkungen gemeint. Man kann Sie in verschiedene Gruppen einteilen:

Nebenwirkungen, die unmittelbar mit der Hauptwirkung verknüpft sind
Diese treten besonders bei Medikamenten auf, die an mehreren Organen gleichzeitig wirken. Atropin beispielsweise steigert die Herzfrequenz und ist deshalb bei Bradykardien indiziert. Als Nebenwirkung tritt eine verminderte Bewegung (Motilität) der Muskulatur von Magen-, Darm- und Gallenwegen auf. Am Auge führt Atropin zu einer Erweiterung der Pupillen (Mydriasis).
Im Rahmen einer Therapie von Bradykardien ist die Wirkung auf die Muskulatur nicht gewünscht und wird daher als (unerwünschte) Nebenwirkung angesehen. Setzt man Atropin jedoch als krampflösendes Medikament ein, so wird gerade diese Nebenwirkung zur Hauptwirkung und der Effekt der Herzfrequenzsteigerung zur Nebenwirkung. Somit ist es immer eine Sache der Indikation, ob die begleitenden Wirkungen als erwünscht oder unerwünscht anzusehen sind.
Ebenso untrennbar mit der Hauptwirkung verbunden sind solche Wirkeffekte, die eine Gegenregulation des Körpers auslösen. Dieses ist dadurch zu erklären, dass alle Organe in einer Wechselbeziehung zueinander stehen. Wird dieser Regelkreis durch die Änderung eines Parameters gestört, kommt es zu einer negativen Beeinflussung des gesamten Systems. So können beispielsweise gefäßerweiternde Calciumantagonisten zu einer Steigerung der Herzfrequenz führen. Diese Reflextachykardie ist die Antwort des Körpers auf die Gefäßerweiterung. Der Körper möchte nicht auf den Druck verzichten und steigert, um diesen anzuheben, reflexmäßig die Herzfrequenz.

Nebenwirkungen, die unabhängig von der Hauptwirkung auftreten
Dies können beispielsweise lokale Unverträglichkeitsreaktionen bei Injektionen oder Auswirkungen auf andere Organsysteme sein. So wird Glukagon zur Therapie von akuten Hypoglykämien eingesetzt, da es die Glykoseneubildung und -ausschüttung steigert. Unabhängig von diesem Wirkmechanismus besitzt steigert es die Herzfrequenz und die Überleitung.

Diesen Effekt nutzt man beispielsweise bei Vergiftungen mit ß-Blockern, bei denen man es als Antidot einsetzt.

Nebenwirkungen - muß das sein?

Zuviel ist zuviel!
Die bisher aufgeführten Nebenwirkungen können auch bei sachgemäßer Anwendung und bei therapeutischen Dosismengen auftreten. Demgegenüber stehen solche unerwünschten Effekte, die bei einer Überdosierung, falscher Applikationsweise oder Verwechslung im Sinne einer Intoxikation auftreten. Der Terminus »Nebenwirkung« ist in diesem Fall nicht korrekt, da es sich um eine Auswirkung in Folge unsachgemäßer Arzneimittelanwendung handelt.

Nebenwirkungen, die situations- und patientengebunden auftreten
Bei diesen unerwünschten Effekten handelt es sich um solche, die nur bei besonders prädisponierten Personen auftreten:
- Allergische Reaktionen
- Nebenwirkungen in bestimmten Lebensphasen (Embryonal, Kindes- und Greisenalter)
- Nebenwirkung in Verbindung mit bestimmten Organfunktionsstörungen (Niereninsuffizienz etc.)
- Genetisch bedingte abnorme Reaktionen (Idiosynkrasie).

Hier kann es bereits bei einer normalen Dosierung zu einer unerwünschten Wirkung kommen, da der Patient wegen einer Überempfindlichkeit bestimmter Körperfunktionen stärker auf die Arzneiwirkung anspricht.
So besitzen Patienten mit chronischen Lungenerkrankungen und Neugeborene eine erhöhte Empfindlichkeit des Atemzentrums gegenüber Morphin. Die Folge ist, dass bereits eine geringe Dosis Morphin ausreicht, um eine Atemlähmung auszulösen.

Genau genommen ungenau
Wirkt ein Arzneimittel nicht spezifisch auf das zu beeinflussende Organ, können bereits bei normaler Dosierung und normaler Empfindlichkeit unerwünschte Wirkungen auftreten.
Dies ist der Fall, wenn eine Arzneimittel entweder an unterschiedlichen Rezeptoren angreift, wie das Neuroleptikum Prometazin (Atosil ®) (Histamin-, Acetylcholin, Noradrenalin und Dopaminrezeptoren) oder wenn ein und der selbe Rezeptor in mehreren Organen vorkommt: Acetylcholinrezeptor im Gehirn, Speicheldrüsen, Auge, Herz, Lunge, Magen-Darm-Trakt bei der Gabe von Atropin.

Was sollten Sie von diesem Artikel für Ihre weitere pharmakologische Kariere behalten? Auf jeden Fall was Rezeptoren sind. Wo sich die α, β_1- und β_2-Rezeptoren befinden und was die so machen ist auch enorm bedeutungsvoll. Wenn sie dann noch erklären können was ein Agonist, ein Antagonist und eine Affinität ist, können Sie (fast) schon die 3. Folge der Serie schreiben, die auf Sie in RD 6/99 wartet. Bleiben Sie dran!

Autonomes Nervensystem - richtig wichtig!!!
Man kann das Nervensystem sowohl nach seiner Funktion (funktionell) als auch nach seiner anatomischen Lage (topographisch) gliedern.

Topographisch:
Das zentrale Nervensystem (ZNS) besteht aus Gehirn und Rückenmark
Das periphere Nervensystem (PNS) "durchläuft" den gesamten Körper.

Funktionell:
Das animale Nervensystem und das vegetative Nervensystem bilden die funktionelle Differenzierung.

Das vegetative Nervensystem ist für die Pharmakologie von herausragender Bedeutung. Es koordiniert die Funktion der Körperfunktionen unabhängig von unserem Willen und wird deshalb auch als autonomes Nervensystem bezeichnet. Dieser Teil wird aus dem Sympathikus und dem Parasympathikus gebildet.

Der sympathische Teil dient der Energieentladung und dem Abbau von Stoffen, der parasympathische Teil regelt die Erholung, die Speicherung von Energie und den Aufbau.

Sympathikus - echt sympathisch!

Stellen Sie sich vor, vor Ihnen steht ein großer, grimmiger, haariger, zähnefletschender Bär!
In diesem Moment wird der Teil des Nervensystems aktiviert, der Sie zu Höchstleistungen befähigt: der Sympathikus. Dies ist immer dann der Fall, wenn eine Angriffs- oder Fluchtreaktion nötig ist, je nach dem wie mutig Sie sind. Der Körper steigert die Funktion der Organe, die hierfür zwingend gebraucht werden. Selbstverständlich können Sie die Beeinflussung der jeweiligen Organe durch den Sympathikus auch auswendig lernen. Besser ist es jedoch, sie sehen sich einen "Film" darüber an, ein Film, der in Ihrer Vorstellung, vor Ihrem inneren Auge abläuft. An diesen Film werden Sie sich viel länger erinnern, als an jede gelernte Textpassage.
Also, stellen Sie sich vor, welche Organe in der oben geschilderten Funktion wie reagieren sollten, damit eine optimale Flucht oder ein Angriff möglich ist.

Motorische Endplatte

Neurotransmitter Vesikel
Synaptischer Spalt
motorische Endplatte
Skelettmuskelfasern
Myelin
Axon des motor. Neurons
Mitochondrien
Neurotransmitter Rezeptoren

Pupillen
Sie wollen den Bären ja sehen oder den Weg, wohin Sie flüchten. Was wird mit den Pupillen passieren?
Sie erweitern sich. Wenn der Sympathikus aktiviert wird, kommt es demnach zu einer Erweiterung der Pupillen, zu einer Mydriasis.

Speichelsekretion
Ist es in einer derart gefährlichen Situation sinnvoll und nötig zu verdauen? Nein. Die Sekretion der Speicheldrüsen wird reduziert. Wir kennen dies von anderen, bärenfremden Situationen. Wenn wir ein Rendezvous haben, eine Rede halten müssen oder zum Zahnarzt gehen, bekommen wir einen trockenen Mund.

Herzaktionen
Um Leistungsfähig zu sein muß der "Motor" in uns, das Herz, alle Kräfte mobilisieren. Die Herzfrequenz, die -überleitung und die -kraft werden gesteigert, ebenso der Blutdruck. Man "spürt sein Herz bis zum Hals klopfen".

Lunge
Um den Organismus mit Sauerstoff zu versorgen erhöht sich in einer Streßsituation die Atemfrequenz und das Atemvolumen, die Bronchien erweitern sich.

Darm
Müssen Sie, wenn Sie gegen den Bären kämpfen, ihre Ausscheidung aktivieren? Nein. Die Darmtätigkeit wird eingeschränkt.

Magen
In der bärigen Situation ist es nicht nötig, sein Mittagessen zu verdauen, die Kraft wird woanders benötigt. Die Peristaltik des Magens sowie de Sekretion des Magensaftes wird eingeschränkt.
Magenbeschwerden und Verstopfung sind auch Funktionsstörungen, die bei längerem körperlichen oder geistigen Streß auftreten.

Bauchspeicheldrüse
DER Energielieferant im Zentralnervensystem ist Glucose. Um diese Bereitzustellen wird aus den Speichern Traubenzucker freigesetzt, der Insulinspiegel sinkt, der Blutglucosespiegel steigt an.

Blase
Ist es sinnvoll, beim Flüchten zu pinkeln. Nein!! Erstens ist es unangenehm und Zweitens würde es der Bär riechen. Somit wird der Tonus der Blasenwand reduziert und der Tonus des Blasenschließmuskels (Spinkther) erhöht. Folge? Die Pinkelfrequenz nimmt ab.

Skelettmuskel
Beim Flüchten muß unsere Muskulatur enorme Arbeit verrichten. Um dies zu ermöglichen, wird die Durchblutung der Skelttmuskulatur gesteigert.

Parasympathikus - voll daneben

Der Parasympathikus regelt Prozesse, die der Erholung und Energiegewinnung dienen. Nahrungsaufnahme, Resorption und Verdauung gehören dazu.
Wenn wir schlafen oder Essen kommt der "Para" so richtig in Schwung.

Auch hier ist auswendig lernen nicht gefragt. Fragen Sie sich einfach, welche Funktionen im Schlaf nicht benötigt werden bzw. welche der Erholung dienen oder beim Essen benötigt werden.

Pupillen
Wer schläft, muß Nichts sehen. Die Pupillen verengen sich.

Speichelsekretion
Die Speichelsekretion wird gesteigert, jetzt ist Zeit zu Verdauen.

Herzaktionen
In Ruhe sinkt unsere Herzfrequenz und der Blutdruck.

Lunge
Auch die Lunge möchte ausruhen, wenn wir entspannen nimmt die Atemfrequenz ab, die Bronchien verengen sich. Dies ist u.a. ein Grund dafür, weshalb Asthmaanfälle häufig in der Nacht auftreten.

Magen/Darm
Wenn wir ruhen, arbeitet unser Verdauungssystem auf Hochtouren. Die Sekretion wird gesteigert, die Peristaltik erhöht und der Sphinktertonus reduziert. Wenn Jemand unter Magengeschwüren leidet, sind die Beschwerden am Morgen besonders heftig, da sie Säuresekretion und die Bewegung des Magens in der Nacht gesteigert werden.

Sympathikus und Parasympathikus - "waage" Vergleiche

So, jetzt wird's pharmako-*logisch*.
Eine Vielzahl wichtiger Medikamente der präklinischen Notfallmedizin greifen im autonomen Nervensystem an. Wenn Sie zu "den Harten" gehören, könne Sie natürlich für jedes Medikament Wirkung und Nebenwirkung lernen. Sind Sie aber der Meinung, zur Gruppe der Cleveren zu gehören, machen Sie es sich leicht. Wenn Sie diesen Beitrag verinnerlicht haben, müssen Sie nur noch Wissen, in welche Gruppe ein Medikament eingeordnet wird, und schon haben Sie den Durchblick.
Und noch etwas müssen sie wissen: wie der Bär wirkt. Wenn Sie das Wissen, kennen Sie auch die Wirkung des Sympathikus. Von dieser Erkenntnis können Sie alle Wirkungen der Pharmaka ableiten, die Sympathikus und Parasympathikus steigernd oder hemmend beeinflussend.
Folgende Arzneimittelgruppen greifen in autonomen Nervensystem an:

- Sympathomimetika (SM)
- Sympatholytika (SL)
- Parasympathomimetika (PSM)
- Parasympatholytika (PSL)

Mimetika (mimen = schauspielern, so tun als ob) ahmen die Wirkung der Neurotransmitter nach, Lytika (lyse = lösen) heben sie auf.

Man kann sich den Sympathikus und den Parasympathikus auch als eine Waage vorstellen. Auf der sympathischen Seite wirken die Sympathomimetika als Gewichte, auf der parasympathischen die Parasympathomimetika. Wenn ich im Sympathikus die Wirkung mit einem Sympatholytikum aufhebe, kann ich mir dies so vorstellen, als ob ich ein Gewicht von der Waage nehmen würde.
Analog gilt dies für die Parasympatholytika im Parasympathikus.

Was passiert mit der Waagschale des Sympathikus (sie wissen schon, der Bär...), wenn ich von der parasympathischen "Schale" ein Gewicht entferne, also ein PSL einsetze?
Sie senkt sich nach unten, d. h. die Wirkung im Sympathikus wird gesteigert. Somit erklärt sich, warum PSL in einigen Organen ähnliche Reaktionen auslösen wie Sympathomimetika. Überträgerstoff im postganglionären Teil des Sympathikus ist Noradrenalin. Außer der Schweißdrüsen und dem Nebennierenmark sie werden cholinerg gesteuert, d. h., diese Organe werden vom Botenstoff Acetylcholin beinflußt.
Zur Erinnerung ist die Wirkung der adrenergen Rezeptoren in Tabelle 1 wiedergegeben.

Die Stoffe, die im sympathischen Nervensystem die Wirkung von Adrenalin nachahmen, werden als **Sympathomimetika** bezeichnet.
Sie lösen die Organfunktionen aus, die auch der Bär auslösen würde.
Für den Rettungsdienst sind u.a. folgende Substanzen aus der Gruppe der Sympathomimetika wichtig:
- Adrenalin
- Noradrenalin
- Dopamin
- Dobutamin
- Fenoterol

Zählen Sie doch mal die Wirkungen und Nebenwirkungen von Fenoterol auf! Nein - nicht wiedergeben wie Vokabeln! Denken Sie an den Bären. Fenoterol ist enthalten in Bär-o-tec (na ja, richtiger ist Berotec ®). Es wird als Antiasthmatikum eingesetzt. Warum? Weil es die Bronchialgefäße erweitert. Das ist die erwünschte Wirkung. Alle anderen Reaktionen können als unerwünschte (Neben)Wirkung angesehen werden: Steigerung der Herzfrequenz, Beeinflussung des Glucosespiegels und all die Dinge, die auch der Bär tut.

Pharmaka, die die Wirkung im sympathischen Nervensystem aufheben, bezeichnet man als **Sympatholytika** (lyse = lösen). Erinnern Sie sich noch an die Rezeptoren, die sich im Sympathikus tummeln? α- und ß-Rezeptoren.!
Wie nennt man Stoffe, die die Wirkung an den **ß**-Rezeptoren aufheben, **block**ieren und dort als Antagonisten wirken? ß-Blocker!.
Sie heben die Wirkung von Adrenalin an den ß$_1$ und ß$_2$-Rezeptoren auf. Die Wirkung könne Sie sich leicht ableiten. Denken Sie an den Bären und kehren die Wirkung einfach um:
ß-Blocker senken die Herzfrequenz und - als unerwünschte Wirkung - verengen die Atemwege.
Diese Stoffe verraten sich sofort durch ihren Wirkstoffnamen: sie enden alle mit der Silbe "olol".
Beispielsweise:

- Esmolol   (Brevibloc ®)
- Metoprolol   (Beloc ®)
- Pindolol   (Visken ®)

Kennen Sie diese kaum bezwingbare Müdigkeit nach dem Essen, wenn die Augenlider immer schwerer werden? Jetzt gewinnt der Parasympathikus die Oberhand und fördert die Aufbereitung der Nahrung, leider zu Lasten unserer Aufmerksamkeit, man kann nicht Alles haben.

Der Überträgerstoff im parasympathischen Nervensystem ist Acetylcholin (ACh). Die Bindungsstellen, an denen ACh angreift, werden in muscarinische und nicotinische ACh-Rzeptoren eingeteilt.
Jetzt zeigt sich ob ihr Sympathikus oder Ihr Parasympathikus überwiegt: Wie bezeichnet man die Substanzen, die die Wirkung von ACh nachahmen? **Parasympathomimetika** (PSM)!
Für den Rettungsdienst spielen nur wenige davon eine Rolle.
Ein indirektes PSM ist beispielsweise Parathion, Ihnen vermutlich geläufiger unter dem Namen E 605 ®. Dieses Insektenvernichtungsmittel verhindert den Abbau von ACH und steigert somit dessen Konzentration. Jetzt wird's spannend!!
Auch die Wirkung können sich ableiten. PSM sind Gegenspieler des Sympathikus und der Sympathomimetika. Sie machen das Gegenteil, das der Bär machen würde. Beispielsweise:

- Verlangsamung der Herzfrequenz
- Steigerung des Speichelflusses
- Verengung der Pupillen.

Wenn Sie jetzt die Leitsymptome einer E 605®-Vergiftung vor ihrem inneren Auge vorbeifließen lassen, erkennen Sie eine 100%ige Übereinstimmung!!
Arzneistoffe, die zu den PSM zählen sind:
- Das Antidot Physostigmin (Anticholium ®) und
- Pilocarpin, ein Stoff zur Senkung des Augeninnendruckes bei Glaukom.

Es bleibt spannend und logisch:
Wie heißen die Stoffe, die die Wirkung um parasympathischen Nervensytem aufheben, lösen?
Richtig!

Parasympatholytika (PSL).
Das Paradebeispiel für ein PSL ist Atropin. Dieser Stoff ist in der Tollkische enthalten.

Die Pflanze trägt den lateinischen Namen *Atropa belladonna*, übersetzt: schöne Frau. Im Altertum rieben sich die Frauen den Saft der Tollkirsche in die Augen. Die Folge war eine extreme Weitstellung der Pupillen. Dies ließ die Anwenderin subjektiv schöner erscheinen.

Die Wirkung eines PSL ist teilweise mit der eines SM vergleichbar. Prüfen wir das!

Was macht Adrenalin (SM) mit der Herzfrequenz? Es steigert sie. Und Atropin? Auch!

Bei Streß haben wir durch die Adrenalinwirkung einen trockenen Mund, unter der Gabe von Atropin gehört dieses Symptom ebenfalls dazu.

Wenn Sie jetzt noch wissen, mit welchem Stoff man im Rahmen einer Vergiftung mit Atropin dessen Wirkung aufheben kann, haben Sie den Beitrag verstanden.

Es muß ein Parasympathomimetikum ran. Welches? Nun E 605 ® ist zwar eines, aber die Wirkung wäre für Sie und den Patienten nicht besonders zufriedenstellend. Die richtige Antwort ist Physostigmin (Anticholium ®).

Weitere PSL sind:
- Butylcopolamin (Buscopam ® und
- Ipatropiumbromid (Itrop ®)

Jetzt, lieber Leser, sollte Ihr Sympathikus so richtig in´s Schwitzen kommen, da Ihr ZNS Vollpower braucht, um diesen Beitrag zu verstehen und zu behalten. Die Botschaft ist einfach:

Bleiben Sie neugierig und fragen Sie!
Pharmakologie ist kein Vokabelfach!
Pharmakologie ist logisch!

"Wer fragt ist ein Narr für eine Minute,
wor nicht fragt, ist es für sein ganzes Leben"
 chin. Sprichwort

Medikamente in der Kompetenz der Not
...einfach verstehen....

Noch immer gibt es kein Gesetz zur Notkompetenz, noch immer existiert lediglich eine Empfehlung der Bundesärztekammer. Diese jedoch findet man in den unterschiedlichsten Versionen. Mal mit mehr, mal mit weniger Medikamenten. Es existiert nur EINE richtige Variante. Auch die „Lehrmeinung" einer Rettungsdienstschule kann die Empfehlung der BÄK nicht einschränken, ändern oder erweitern. Dies darf nur eine Person: der Ärztliche Leiter Rettungsdienst (ÄLRD)! Dieser 2-teilige Beitrag beschreibt die Wirkungen der Notkompetenzmedikamente auf „einfache" und „andere" Art......

Stellungnahme der Bundesärztekammer zur Notkompetenz von Rettungsassistenten und zur Delegation ärztlicher Leistungen im Rettungsdienst
Gemäß § 3 des RettAssG soll die Ausbildung den Rettungsassistenten befähigen, am Notfallort als Helfer des Arztes tätig zu werden, sowie bis zur Übernahme der Behandlung durch den Arzt lebensrettende Maßnahmen bei Notfallpatienten durchzuführen, die Transportfähigkeit solcher Patienten herzustellen und die lebenswichtigen Körperfunktionen während des Transportes zu beobachten und aufrecht zu erhalten.
Welche Notfallmedikamente der Rettungsassistent aufgrund der eigenen Entscheidung applizieren darf, ist vom ärztlichen Leiter des Rettungsdienstes zu entscheiden und muss fortlaufend überprüft und dokumentiert werden.
In diesem Zusammenhang sind neben der Infusion von Elektrolytlösungen bei Volumenmangelschock derzeit folgende Medikamente für die jeweils zugeordneten Indikationsbereiche zu nennen:

Indiaktion	Wirkstoff(gruppe)
Reanimation und Anaphylaktischer Schock	Adrenalin
Hypoglykämischer Schock	Glukose 40%
Obstruktive Atemwegszustände	ß$_2$-Sympathomimetikum als Spray
Krampfanfall	Benzodiazepin als Rectiole
Akutes Koronarsyndrom	Nitrat-Spray/-Kps
Verletzungen und ausgewählte Schmerzsymptome	Analgetikum

Anamnese, klinischer Befund, Indikation und Dosierung müssen obligat dokumentiert werden.
Der Ärztliche Leiter Rettungsdienst entscheidet über die Auswahl, Dosierung und Applikation der Notfallmedikamente und hat Weisungsbefugnis bei der Auswahl und dem Ausschluss der die Maßnahmen durchführenden Rettungsassistenten.
Die Rahmenvorgabe dieser Medikamentenliste kann vom Ärztlichen Leiter Rettungsdienst auf regionale Gegebenheiten bzw. Erfordernisse adaptiert werden.
Jede medikamentöse Therapie durch einen Rettungsassistenten muss verpflichtend dem Ärztlichen Leiter Rettungsdienst zur ständigen Qualitätssicherung vorgelegt werden.
Eine Konkretisierung des Analgetikums kann wegen des stets zu betonenden Vorbehaltes der individuellen qualifikatorischen Voraussetzungen und dem Vorhandensein eines weisungsbefugten Ärztlichen Leiters Rettungsdienst, der die Auswahl des Analgetikums für seinen Verantwortungsbereich bestimmt, an dieser Stelle nicht vorgenommen werden. Nähere Ausführungen über Medikamentenauswahl, -dosis und Applikationsformen werden in der medizinischen Fachwelt (z. B. Deutsche Interdisziplinäre Vereinigung für Intensiv- und Notfallmedizin - DIVI, Bundesvereinigung der Arbeitsgemeinschaften der Notärzte Deutschlands e.V. - BAND) erarbeitet und in Anpassung an den medizinischen Fortschritt weiter entwickelt.
Mit den Empfehlungen verbinden sich ausdrücklich keine generalistischen Delegationen ärztlicher Leistungen.

Von der Notkompetenz unberührt bleibt die Möglichkeit der Delegation durch den anwesenden Arzt. Nein, per Funk ist ein Arzt nicht anwesend. Auch wenn Sie Ihr Bild, das des Patienten und das des EKGs an den Arzt mit Ihrer tollen Handykamera „WAPpen" ist er nicht anwesend. Der Arzt muss Sie und den Patienten riechen, sehen, fühlen und schmecken können, dann ist er anwesend.

Delegation beschränkt sich auf die Übertragung der Durchführung ärztlicher Leistungen auf Nicht-Ärzte. Die Anordnungsverantwortung liegt stets beim Arzt, die Durchführungsverantwortung grundsätzlich bei demjenigen, der die Leistung zur Durchführung übernimmt. Die Verantwortung des Arztes erstreckt sich auch darauf, dass sich die Leistung zur Übertragung auf Rettungsassistenten eignet, und dass derjenige, dem die Leistung konkret übertragen wird, die dafür erforderliche Qualifikation tatsächlich besitzt

Ob die Durchführung einer ärztlichen Leistung überhaupt delegiert werden darf, bestimmt sich danach, ob die Durchführung generell oder wegen der besonderen Umstände des individuellen Falles spezifische ärztliche Kenntnisse und Erfahrungen erfordert. Dem Arzt vorbehalten und damit nicht delegationsfähig, sind spezifisch ärztliche Leistungen

Adrenalin – Starter für das Herz

Adrenalin ist ein in der Nebenniere gebildetes Hormon. Die „kleine Schwester" der Niere wird als „Glandula subrarenalis" bezeichnet. Glandula heißt „Drüse" und „suprarenalis" ist der Namensgeber für den Handelsnamen von Adrenalin: Suprarenin ®. Alleine diese Erkenntnis sichert Ihnen die Aufmerksamkeit der Anwesenden bei jeder Rettungsdienstparty.

Wo gegen?
Im Rahmen der Notkompetenz wird Adrenalin bei einem Herz-Kreislauf-Stillstand und bei schweren allergischen Reaktionen, der sog. Anaphylaxie, angewendet. Warum ein Medikament bei zwei so unterschiedlichen Erkrankungen angewendet wird, erfahren Sie bei der Wirkung.

Wie wirkt es?
Der Körper verfügt über unterschiedliche Bindungsstellen für Arzneimittel im Körper, die sogenannten Rezeptoren. Adrenalin greift an drei unterschiedlichen dieser Rezeptoren an:
An Alpha-, an Beta-1- und an Beta-2-Rezeptoren. Da an diesen Bindungsstellen ausschließlich Adrenalin andockt, werden sie als „adrenerge" Rezeptoren bezeichnet.

Alpha-Rezeptoren
Diese Bindungsstellen befinden sich u.a. in der Peripherie, also den großen Gefäßen, im Körper. Adrenalin wirkt hier als „Verstärker". Es dockt am Rezptor an und löst eine Reaktion aus. Substanzen dieser Art werden als Agonisten bezeichnet. Die Folgen der Reaktion ist eine Verengung der Gefäße. Wird der Durchmesser eines Gefäßes verengt, steigt automatisch der Druck in ihm an, der Blutdruck nimmt somit zu. Damit steigt bei der mechanischen Reanimation durch das Rettungsteam der Blutfluß zum Herzen. Wo mehr Blut ist, ist auch mehr Sauerstoff. Mehr Sauerstoff soll helfen, die Überlebenschanche des Patienten mit einem Herz-Kreislauf-Stillstand zu verbessern. Zumindest hypothetisch!

Beta-1-Rezeptoren
Im Herzen befinden sich die Beta-1-Rezeptoren. Ein Agonsit wie Adrenalin steigert alle Herzparameter:
- Anstieg der Herzfrequenz
- Anstieg der Überleitungsgeschwindigkeit
- Anstieg der Herzkraft und über die Alpha-Rezeptoren ein
- Anstieg des Blutdrucks.

Das Herz arbeitet jetzt mit mehr „PS". Leider verbrauchen PS-starke Motoren mehr Treibstoff, in diesem Fall Sauerstoff. Die Steigerung aller Parameter steigert dosisabhängig leider auch den Sauerstoffbedarf. Dies macht die Effekte an den Alpha-Rezeptoren teilweise wieder zu Nichte. In einer Studie wurde der Erfolg einer Gabe von 1 mg und 10 mg gegen Placebo verglichen. Die schlechtesten Überlebenschancen hatten die Patienten mit der 10 mg Dosis. Zwischen der 1 mg und der 10 mg-Gruppe gab es keinen Unterschied! Es existieren nahezu keine Studien die wirklich BEWEISEN, dass Adrenalin dem Patienten hilft (länger) zu überleben. Auch wenn sich die o.g. Effekte nachweisen lassen, ändert es nichts an der Tatsache, dass die 1-Jahres-Überlebensrate nach Herzstillstand frustrierend ist. Wenn Sie 100 Patienten primär erfolgreich reanimiert haben und die Überlebenden nach einem Jahr zu einem Picknick einladen möchten, passen alle auf eine Decke. Statistisch machen Ihnen nur etwa drei (!) die Tür auf. Der Rest ist verstorben. Trotz immenser Fortschritte in der (Notfall)Medizin ist diese frustrierende Zahl seit langer Zeit gleich bleibend niedrig. Dies ist auch der Grund, dass die Leitlinien im Jahr 2006 geändert wurden und die Rolle der Ersten Hilfe noch mehr in den Vordergrund gerückt ist.

Die gefäßverengende Wirkung von Adrenalin ist auch der Grund, warum es bei einer anaphylaktischen Reaktion angewendet wird. Hierbei wird das Gewebehormon Histamin freigesetzt. Es erweitert die Gefäße und senkt den Blutdruck dramatisch. Adrenalin wirkt dem entgegen.

Beta-2-Rezeptoren
Diese Bindungsstellen befinden sich in der Lunge (Eselsbrücke: ein Herz: Beta 1, zwei Lungen: Beta-2), in der Gebärmutter und in der Skelettmuskulatur. Die Bindungsstellen vom Beta-2-Typ sind für die Reanimation unerheblich.

Wie viel?
Seit dem Jahr 2006 erstellen viele unterschiedliche Organisationen unterschiedliche Algorrhithmen. Die AHA (American Heart Association), der Europäische Wiederbelebungsrat ERC und der wiss. Beirat der Bundesärztekammer (BÄK). Auch die einzelnen Hilfsorganisationen erstellen Algorithmen und Rettungsdienstschulen geben „Lehraussagen" heraus. Die Folge ist, dass ein in allen Aspekten der Wiederbelebung verbindlicher und einheitlicher Handlungsablauf fehlt. Zwar unterscheiden sich die Algorithmen nur in Kleinigkeiten, aber sie unterscheiden sich. Der Patient erhält bei der ersten intravenösen Gabe 1 mg Adrenalin. Da 1 mg in 1 ml Lösung enthalten ist, wird die Menge 1 : 10 verdünnt, damit die Verluste geringer und die Verteilung besser ist. Die Lösung in den (Stech)Ampullen ist übrigens bereits 1 : 1000 verdünnt, der Patient erhält zur Reanimation also eine 1 : 10.000 verdünnte Lösung.
Adrenalin darf mit Natriumbicarbonatlösung zur Pufferung (Säureausgleich) nicht gemeinsam verabreicht werden, da das Hormon dann inaktiviert werden würde.

Was kann passieren?
Die Nebenwirkungen sind bei der Reanimation zu vernachlässigen, schlechter als Asystolie geht nicht.

ß-2-Sympathomiketika

Viele Rettungsassistenten sind der festen Überzeugung, die Ärztekammer hat Fenoterol (Berotec ® als „Asthmaspray" empfohlen. Dies ist falsch. Die Standesvertretung der Ärzte spricht eine Empfehlung für „ein Beta-2-Sympathomimetikum als Dosieraerosol bei einem schweren Asthmaanfall" aus. Bei dieser Empfehlung muss man genauer hinschauen. Ein Wirkstoff wird definitiv nicht genannt, nur eine Wirkstoffgruppe, die der Beta-2-Sympathomimetika.

Wo gegen?
Die Wirkstoffe werden bei einem akuten, schweren Asthmaanfall unter Monitorkontrolle gegeben. Der Wirkstoff Fenoterol ist zwar auch zur Wehenhemmung zugelassen, jedoch nur als Injektion im Partusisten ®. Das Asthmadosieraerosol besitzt hierfür keine Zulassung. Eine Wehenhemmung ist nicht Bestandteil der Notkompetenz.

Wie wirkt es?
Diese Substanzen docken an den Beta-2-Rezeptoren der Lunge an und lösen einen Bronchialkrampf. Diese Wirkung wird als bronchospasmolytisch bezeichnet. In der Literatur wird manchmal auch von broncholytisch gesprochen. Das ist falsch, es lösen sich ja nicht die Bronchien auf sondern nur deren Verkrampfung. Bekannte Sympathomimetika sind Adrenalin und Fenoterol. Adrenalin wirkt zu gleichen Teilen auf die ß-1-Rezeptoren und auf die ß-2-Rezeptoren. Das ideale Asthmamittel müsste so wenig wie möglich auf die ß-1-Rezeptoren am Herzen wirken, da über sie die Herzfrequenz und damit der Sauerstoffbedarf steigt. Ideal wäre eine unendlich große Wirkung an den ß-2-Rezeptoren. Fenoterol wirkt immerhin 5-mal so selektiv an den Andockstellen der Lunge. Das ist gut, aber nicht gut genug. Deutlich besser und nebenwirkungsärmer ist der Wirkstoff Salbutamol (Bronchospray ®). Er wirkt 13-mal so selektiv an den ß-2-Rezeptoren. Die Ärztekammer spricht von der Anwendung als „Dosieraerosol". Ein Aerosol ist die feine Verteilung eines festen Stoffes in einem Gas. Der Aggregatzustand von Fenoterol oder Salbutamol ist also fest. Ein flüssiger Wirkstoff würde sich noch feiner in den Atemwegen verteilen. Die Verteilung einer fein verteilten Flüssigkeit in einem Gas wird als „Nebel" bezeichnet. Dieses Arzneiform dringt erheblich tiefer und vollständiger in die Atemwege vor. Die Sympathomimetika werden auch als Wirkstofflösung für den Vernebler angeboten. Leider sieht dies die Empfehlung der BÄK nicht vor. Lediglich der Ärztliche Leiter Rettungsdienst könnte die Empfehlung dahingehend erweitern.
Bevor der Patient ein Dosieraerosol erhält, sollte gefragt werden
- Ob,
- was,
- wann und
- wie viel er schon gesprüht hat und wie hoch seine
- Herzfrequenz ist.

An der Farbe der Kappe oder des Behältnisses des Asthmamittels kann man den Inhaltsstoff erkennen.
Blaue oder grüne Kappe: es ist ein ß-2-Sympathomimetikum enthalten
Rote oder orangene Kappe: es ist ein Kortisonpräparat enthalten

Kortisone wirken „nur" entzündungshemmend und nicht im akuten Anfall.
Eselsbrücke: Im Anfall ist rot Tod und blau ist schlau.

„Sauerstoff darf beim schweren Asthmaanfall nicht gegeben werden, da der Asthmatiker seinen Sauerstoffgehalt über Sauerstoff und nicht über Kohlendioxid misst". In fast jedem RettAss-Kurs taucht dieses Ammemärchen auf. Jeder zyanotische Asthmatiker muss im Rettungsdienst Sauerstoff in ausreichender Menge bekommen!! Nur bei bestimmten Lungenerkrankungen muss man mit der Langzeitbeatmung mit größeren Mengen Sauerstoff zurückhaltend sein. Dies gilt jedoch nur für die Therapie im Krankenhaus, nicht in der präklinischen Phase.

Was kann passieren?
Alle Nebenwirkungen der Sympathomimetika resultieren aus der Anregung der ß-Rezeptoren.

Wie viel?
Vor der Anwendung sollte das Dosieraerosol geschüttelt werden. Der feste Wirkstoff ist im Gasgemisch nur verteilt und nicht gelöst. Dann einen „Probehub" zur Funktionskontrolle in die Luft abgeben und dem Patienten 1 – 2 Hub des Aerosols verabreichen. Als Kontraindikation ist u.a. eine Tachykardie angegeben. Definiert ist diese Rhythmusstörung als eine „Herzfrequenz über 100". Der Asthmapatient hat bei einem Anfall Angst zu ersticken, in dieser Situation kann der Puls nicht eine normale Schlagfolge von 80 aufweisen. Erst bei Werten über 120-130 sollten Asthmasprays nicht mehr gegeben werden.

Neben der technischen Anwendung der Dosieraerosole spielt die richtige Atemtechnik eine entscheidende Rolle, damit der Wirkstoff dort ankommt, wo er soll. Werden Bronchospasmolytika und Kortikoide gemeinsam als Spray verordnet, muss der Patient zuerst das bronchialerweiternde Aerosol und danach das Kortisonpräparat anwenden. Hierdurch wird eine ausreichende pulmonale Deponierung gewährleistet.

Atemtechnik
- Dosieraerosol vor der Anwendung schütteln
- Vor der Anwendung Patienten ausatmen lassen
- Langsam, gleichmäßig und tief, nicht hastig, einatmen und synchron Spraygabe auslösen
- Atempause für 5 bis 10 Sekunden, damit der Arzneistoff sedimentieren und diffundieren kann
- Ausatmen. Ein rasches Ausatmen begünstigt die verstärkte Abscheidung und Verwirbelung nicht schwebender Aerosolpartikel

Nitrokörper
Nitroglycerin im Nitrolingual ® Spray ist eine von vielen weiteren Nitroverbindungen. Sie werden auch als Nitrokörper oder organische Nitrate bezeichnet.

Wo gegen?
Die Ärztekammer hat als Indikation für die Notkompetenz die Gabe von
„Nitrokörpern als Spray beim Akuten Koronarsyndrom" (ACS) empfohlen. Ein ACS liegt dann vor, wenn ein Patient länger als 20 Minuten anhaltende Brustschmerzen hat. Durch ein EKG und Labordiagnostik wird dann die Diagnose stabile oder instabile Angina pectoris oder Herzinfarkt gestellt. Auf die Therapie geht der Autor Dr. Oliver Meyer auf S.xxx in dieser Ausgabe ausführlich ein.

Wie wirkt es?
Vor 10 Jahren wurden die amerikanischen Wissenschaftler Robert F. Furchgott, Ferid Murad und Louis Ignarro mit dem Medizin-Nobelpreis ausgezeichnet. Sie hatten herausgefunden, welche wichtige Rolle der Botenstoff Stickstoffmonoxid (NO) im Körper spielt. NO ist ein gasförmiges (!) Hormon das in vielen Organen gebildet wird:

- Herz
- Lunge
- Peripherie
- Galle

- Thrombozyten
- Rectum
- Peniler Schwellkörper

Fällt der Hormonspiegel im entsprechenden Organ oder der Region ab, wird die Körperfunktion gestört. Am Herzen kann es zu Angina Pectoris, in der Lunge zu Hochdruck und Ödemen, in der Peripherie zu Bluthochdruck, in der Galle zur Kolik, in den Thrombozyten zum Verkleben und im penilen Schwellkörper zur Impotenz kommen. Einige Arzneimittel setzen nach der Gabe vermehrt körpereigenes NO frei oder werden zu NO umgebaut:
- Nitroglycerin u.a. Nitrate
- Sildenafil (Viagra ®) und vergleichbare Wirkstoffe
- Acetylsalicylsäure (ASS, Aspirin ®)

In der Entwicklung ist ein NO-ASS, das besser verträglich ist und gezielter, auch beim Herzinfarkt, wirkt.

- Nitrate durchbrechen den Teufelskreis beim ACS durch eine Herabsetzung des Sauerstoff-Bedarfs und eine Umverteilung des Blutes zu den mangelversorgten Bezirken.
- Dabei werden die venösen Gefäße des Lungen- und Körperkreislaufs sowie die größeren Koronararterien erweitert.
- Folge ist eine Senkung der Vorlast und des Sauerstoffverbrauchs.
- Die Abnahme der Vorlast führt zu einer verbesserten Durchblutung und zu einer Senkung des Lungenkapillardruckes. Dies erklärt die Wirkung beim kardialen Lungenödem.
- Nitroglycerin ist in der Lage, die Ischämiezone bei einem Infarkt zu begrenzen.

Was kann passieren?
Die Nebenwirkungen sind abhängig von der Dosis, vom Gesundheitszustand des Patienten und ob er an die Wirkung von Nitraten gewöhnt ist. Möglich sind:
- Kopfschmerzen
- Rotfärbung des Gesichtes (Flush)
- (zu starker) Blutdruckabfall
- Steigerung der Herzfrequenz (Reflextachykardie)

Bei den Nebenwirkungen treten einige Fragen auf:
1. Warum kommt es zu Kopfschmerzen?
2. Die Gefäße stellen sich ja weit und der Blutdruck sinkt, warum wird der Patient im Gesicht rot und nicht blaß?
3. Warum steigt die Herzfrequenz?

Meist bekommen nur solche Patienten Kopfschmerzen, die vorher noch nie ein „Nitrospray" bekommen haben. Bei ihnen fließt mehr Blut zum Gehirn, was zum Kopfschmerz führt.
Da sich die peripheren (großen) Gefäße weiten, sinkt der Blutdruck. Da sich aber auch die feinen Hautkappilaren weiten, fließt mehr Blut in das Gesicht und der Patient bekommt einen Flush.
Den Blutdruckabfall versucht der Patient durch eine Erhöhung der Herzfrequenz auszugleichen. Ist doch gar nicht so schwer, oder?

- Hypotension
- Flush
- Reflextachykardie
- Paradoxe Reaktionen
- Kopfschmerzen

VOR der Gabe müssen einige Dinge geklärt werden:
- Blutdruck des Patienten? (keine Gabe bei niedrigem Blutdruck, d.h. der Druck sollte über 100 mmHg systolisch sein.)
- Zugang? (keine Gabe ohne Zugang)
- Potenzfördernde Mittel vom Sildenafiltyp genommen? (keine Gabe, wenn der Patient derartige Mittel vor weniger als 72 Stunden genommen hat)
- Schlaganfall? (keine Gabe, wenn der Patient einen akuten Apoplex hat)

Warum der Druck des Patienten nicht niedrig sein darf ist einleuchtend. Nitrate senken den Blutdruck. Ein Notfallpatient mit einem nicht messbaren Blutdruck ist kein guter Notfallpatient!
Erst Zugang – dann Nitro. Nicht umgekehrt!! Rast der Druck in den Keller macht das die Venenpunktion nicht leichter!
Und warum kein Viagra ® & Co? Das Potenzmittel (herzlichen Glückwunsch nachträglich zum 10-jährigen Geburtstag übrigens!) hemmt das Enzym, das NO im Körper abbaut. Es kommt zu einem

Überangebot des Hormons NO. Dem „kleinen Freund" tut dies zwar aufrichtig gut

– seine Gefäße erweitern sich. In ihn fließt mehr Blut (wo mehr Blut, da mehr Spaß). Leider erweitern sich auch die peripheren Gefäße und der Blutdruck sinkt, und sinkt und sinkt (kein Blut – kein Spaß!). Sildenafil im Viagra wirkt „nur 24". Aber neuere „Wochenendpillen" versprechen Spaß für bis zu 72 Stunden (vergesst es: nur gegen Rezept, teuer, Nebenwirkungen....). So lange darf der Patient nach der Einnahme dann auch kein Nitro bekommen.

Ein AKUTER Schlaganfall sollte vor der Nitrogabe ausgeschlossen werden. Bei einem Apoplex wird das absterbende Areal (die Penumbra) umso größer, je geringer die Hirndurchblutung ist. Wenn der Blutdruck sinkt, kann dies auch den Hirndruck senken und damit das absterbende Areal vergrößern – nicht gut!

- Status epilepticus
- zur akuten klinischen Intervention bei akuten Angst-, Spannungs- und Erregungszuständen
- zur Prämedikation vor chirurgischen oder diagnostischen Eingriffen und postoperativer Medikation
- Zustände mit erhöhtem Muskeltonus
- Tetanus sowie Fieberkrämpfe.

Benzodiazepine - die HWZ ist nicht immer nett!

Wo gegen?

Die Bundesärztekammer schlägt in Ihrer Empfehlung zur Notkompetenz „Benzodiazepin als Rectiole beim Krampfanfall" vor. Diese Angabe ist sehr unpräzise. In früheren Empfehlungen wurde vom „Fieberkrampf" gesprochen, was medizinisch sicherlich richtiger ist.

Wie wirkt es?

Benzodiazepine greifen im Lymbischen System des Gehirns an den sog. Benzodiazepin-Rezeptoren an. In diesem Gehirnteil werden Emotionen und Intelektuelle Leistungen verarbeitet. Hier wird auch die „Krampfschwelle" reguliert.

Wirkungen der Benzodiazepine	
• sedierend	(beruhigend)
• hypnotisch	(schlaffördernd)
• anxiolytisch	(angstlösend)
• tranquillierend	(rufen eine Zustand der Ausgeglichenheit hervor)
• muskelrelaxierend	(erschlaffen die Skelettmuskulatur)
• antikonvulsiv	(Erhöhen die Krampfschwelle und wirken antiepileptisch)
• spasmolytisch	(krampflösend)
• co-analgetisch	(verstärken die Wirkung von Schmerzmitteln)
• amnestisch	(verursachen Erinnerungslücken)

Die Richtlinien der präklinischen Notfallmedizin des Rhein-Erft-Kreises beispielsweise definieren da schon präziser:

„Für den RA ist im Rahmen der Notkompetenz die Anwendung von Diazepam nur beim Krampfanfall empfohlen, dieses jedoch mit äußerster Zurückhaltung und vorrangig mit dem Ziel bei einem epileptischen Krampfanfall anderweitig nicht adäquat abwendbare sekundäre Verletzungen durch mechanische Einwirkungen im Rahmen des Krampfanfalles zu verhindern".

Gemäß Fachinformation sind Diazepam Desitin Rectiolen ® für folgende Indikationen zugelassen:

3-5 % aller Kinder erleiden in den ersten 10 Lebensjahren einen cerebralen Krampfanfall.

Am häufigsten ist der Fieberkrampf, der vorwiegend vom 6. Lebensmonat bis zum 5. Lebensjahr auftritt. Er äußert sich häufig im ersten raschen Fieberanstieg und ist von der Charakteristik tonisch-klonisch. Von den Symptomen ähnelt er dem Epileptischen Krampf, dauert meist aber kürzer.

Alle "Benzos" haben die gleichen Wirkungen, unterscheiden sich aber erheblich in ihrer Wirkdauer.

Der Klassiker Diazepam sollte außerhalb der Indikation Fieberkrampf zurückhaltend eingesetzt werden. So lange, wie dieses Medikament wirkt, haben Sie nie mit einem Notfallpatienten zu tun. Wirkzeit heißt automatisch auch Nebenwirkungszeit! Und mehr als 70 Stunden Halbwertzeit sind verdammt lang. Halbwertzeit darf dennoch nicht mit Wirkdauer verwechselt werden. Da Benzodiazepine 9 unterschiedliche Wirkungen haben, haben sie auch 9 unterschiedliche Wirkdauern bei jeweils nur einer Halbwertzeit. Für die präklinische Phase sinnvoller, da besser steuerbar, ist das kurzwirksame Midazolam (Dormicum ®) . Die beschriebene Atembehinderung kann man weitgehend vermeiden, wenn man es 1 : 10 mit isotoner Kochsalzlösung mischt und langsam injiziert. Außerdem ist seine Gefahr, Inkompatibilitäten auszulösen, vergleichsweise gering.

zurückgesogen und entzieht sich der Wirkung. Während und einige Zeit nach der Anwendung sollte der Patient auf der linken Seite liegen: Der Wirkstoff kann so besser in den absteigenden Dickdarm-Abschnitt in der linken Körperhälfte fließen.

Nicht selten wird versucht, den Wirkstoff der Rectiole nasal zu verabreichen. Es ist keine Nasiole!! Arzneimittelrechtlich ist diese Arzneiform dafür nicht zugelassen. Auch wenn der Wirkstoff Diazepam grundsätzlich über die Nasenschleimhäute verabreicht werden kann, gilt dies nicht für die Rectiole. Die Nasenschleimhaut vermag nur sehr geringe Mengen Flüssigkeit zu resorbieren. Maximal sollte 1 ml so verabreicht werden, diese Menge wird bei den Rectiolen um ein Vielfaches überschritten.

Wie viel
Kinder (bis 3 Jahre) mit 10 – 15 kg Körpergewicht: rektal 5 mg Diazepam.
Kinder (ab 3 Jahre) ab 15 kg Körpergewicht: rektal 2mal 5 mg oder 1mal 10 mg Diazepam.

Klistiere – schütteln, drücken und auf die richtige Seite
Klistiere enthalten kleine Mengen eines gelösten oder suspendierten Arzneistoffes in einer Kunststofftube. Der Wirkstoff Diazepam liegt in der Rectiole nicht in gelöster sondern nur in suspendierter Form vor. D. h. die Substanz ist im wässrigen Medium lediglich fein verteilt, sinkt aber der Schwerkraft folgend nach unten. Ohne Schütteln der Rectiole kann es sein, dass der Patient deutlich weniger Wirkstoff erhält, da dieser sich noch in der Rectiole befindet.
Bei der Anwendung werden häufig Fehler gemacht, die die Wirkung in Frage stellen.

Anwendung:
- (Mikro)Klistier vor der Anwendung schütteln
- Kappe entfernen
- Schaft zur Erhöhung der Gleitfähigkeit einfetten (Vaseline o. Ä.)
- Patient liegt auf der linken Seite
- Schaft einführen
- Tube zusammendrücken und gedrückt halten!
- Klistier entfernen
- Pobacken zusammenpressen

So simpel die Anwendung auch scheint kann ein kleiner aber entscheidender Fehler zum Therapieversagen führen. Wenn der Anwender nach dem Zusammendrücken der Tube und beim Rausziehen diese nicht gedrückt hält, wird durch den entstehenden Unterdruck die Arzneistofflösung wieder in die Tube

> **Angabe des Herstellers zur Lagerung**
> Nicht über 25°C lagern. Eine kurzfristige Lagerung der Diazepam Desitin rectal tubes bei höheren Temperaturen (Notfall-Taschen, Auto u. ä.) ist unbedenklich.

Was kann passieren?
Folgende unerwünschte Wirkungen können akut auftreten:
- Müdigkeit, Benommenheit
- Koordinationsstörungen
- paradoxe Reaktionen
- Atembehinderung

Die häufig beschriebene Atemdepression ist nicht wirklich eine. Lediglich Opiate und Barbiturate können diese Nebenwirkung auslösen. Die Opiate beeinflussen die zentrale Atemsteuerung, der Atemantrieb wird vermindert und der Patient "vergisst" zu atmen. Bei Benzodiazepinen ist dies nicht so. Obwohl sie auch einen zentralen Angriffspunkt haben, erschlaffen sie die Muskulatur. Da beim Vorgang der Einatmung der Tonus der Atemhilfsmuskulatur unterstützend wirkt, wird eine Tonusminderung durch die Benzodiazepine als atembehindernd empfunden.

Wann nicht?
Bei folgenden Erkrankungen dürfen Benzodiazepine nicht oder nur mit großer Vorsicht angewendet werden:

- Myasthenia gravis (schwere Muskelschwäche, wenn Benzodiazepingabe, dann Intubation)
- obstruktive Atemwegserkrankungen wie Asthma (strenge Indikationsstellung).

Glucose: süß und gefährlich
Über Glucoselösungen wurde in Ausgabe x der Zeitschrift Rettungsdienst ausführlich berichtet, deshalb an dieser Stelle nur noch eine kurze Wiederholung

Wo gegen?
Hypoglykämie

Wie wirkt es?
Steigerung der Glucosekonzentration im Blut

Wie viel?
Ansprechbare Patienten sollten Glucose grundsätzlich oral, bewusstlose Patienten langsam und verdünnt über einen sicheren i.v.-Zugang erhalten. Zur Erinnerung: Nach den Empfehlungen der Bundesärztekammer liegt die Anwendung der Notkompetenz nur dann vor, wenn der Patient vital bedroht ist und weniger invasive Maßnahmen ausgeschöpft ist. Die intravenöse Gabe von Glukoselösung ist definitiv invasiver als die orale Applikation.

Die zu applizierende Menge richtet sich nach dem Blutzuckerspiegel, dem Zustand des Patienten und dem Grund der Unterzuckerung (zu viel Insulin, zu wenig gegessen).
Als Richtwert gilt, dass der Patient bei einer Hypoglykämie initial 4 – 8 g Glucose enthält. Dies entspricht 20 – 40 ml einer 20%igen Glucoselösung.

Was kann passieren?
- Venenreizungen
- Nekrosen bei paravenöser Injektion
- Hyperglykämie bei Überdosierung

Der Hersteller (Fa. Braun) einer Glucose 40 % Lösung untersagt strikt die Gabe einer unverdünnten Lösung. „Nur verdünnt als Zusatz zu Infusionslösungen" steht eindeutig und ohne Interpretationsmöglichkeit in der wissenschaftlichen Fachinformation.
Die Verdünnung sollte VOR und nicht AM oder IM Patienten stattfinden. Wegen der großen Gefahr von Nekrosen bei paravenöser Injektion sollte die 40%ige Lösung mindestens 1 : 1 mit 0,9%iger NaCl-Isg. verdünnt werden. Bei der Verdünnung mit einer „laufenden" Infusionslösung am Dreiwegehahn kann unverdünnte, hochosmolare Lösung ins Gewebe gelangen. In einer „G 40" sind wesentlich mehr Teilchen, als im Blut, ihr osmotischer Druck ist somit erheblich höher. Die Flüssigkeit aus den Körperzellen wird bei paravenöser Injektion zum Ort der höheren Teilchenkonzentration bis zum Konzentrationsausgleich gesogen. Dies bezeichnet man als Osmose. In der Vene wird dadurch eine Venenreizung und im Gefäßgebiet eine gefährliche Nekrose ausgelöst. Die Zellen sterben ab!

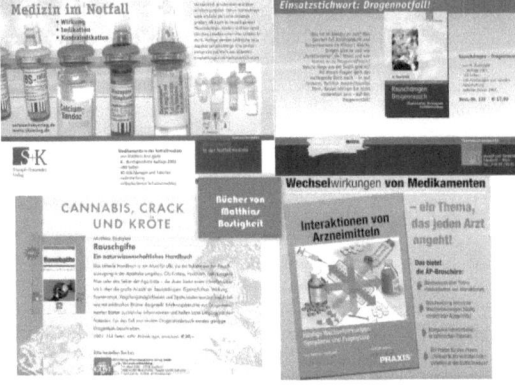